일반병동에서 유용한!

치매간호

당신의 환자가 치매(인지장애)라면 어떻게 하겠습니까?

감저 와시미 유키히코(鷲見幸彦)
감수 가톨릭대학교 간호대학 김남초

군자출판사

[감수·집필]
국립장수의료연구센터 부원장
와시미 유키히코(鷲見幸彦)

[한국어 감수]
가톨릭대학교 간호대학
김남초

[집필진] ※집필순
국립장수의료연구센터 간호부
住垣千惠子

佐々木千佳子 (인지장애간병 공인간호사)

藤崎Akari (인지장애간병 공인간호사)

小原淳子

大久保直樹

富田雄一郎

伊藤眞奈美 (간호부 부장, 공인간호 관리자)

― 일반병동에서 치매(인지장애)환자를 처음 겪게 되는 간호사 여러분께

여러분 안녕하세요?

이 책은 병동에서 인지장애 환자를 처음 만났을 때에 어떻게 대하고, 어떤 식으로 대처하며, 어떻게 느끼는지, 여러분 선배들의 귀중한 경험을 기록한 것입니다.

인지장애가 있는 사람은 결코 이해할 수 없는 사람들이 아니며 모든 능력이 상실되어 버린 것도 아닙니다. 오히려 유지되고 있는 능력과 상실된 능력의 차이에 고통과 불안을 느끼고 있다는 사실을 이해하기 바랍니다.

물론 말할 것도 없이 여기에 기술되어 있는 것이 전부가 아닙니다. 인지장애 환자는 한 사람 한 사람이 다 다르므로, 여러분이 직접 인지장애 환자와 만나면서 선배들의 경험을 바탕으로 기술을 쌓아가기 바랍니다.

현재 인지장애를 겪고 있는 사람은 약 460만명이고 전단계인 사람까지 포함하면 800만명이라고 합니다. 병원에서 드물게 겪는 질환이 아니라 일상생활의 장에서도 접할 수 있는 흔한 질환이 되었습니다.

의료의 전문가로서 인지장애인 사람을 지지하고 함께 살아갈 수 있는 간호사가 되는 것을 목표로 하십시오. 이 책이 조금이라도 여러분에게 도움이 되기를 기원하겠습니다.

국립장수의료연구센터
와시미 유키히코(鷲見幸彦)

제4장 왜? 어떻게 한다? 인지장애 환자의 행동을 이해하고 치료하자! …… **78**

제5장 인지장애에 대한 이해를 깊게 하기 위해서
~인지장애의 진단과 치료~ …………………………………… **154**

부록 …………………………………………………………………… **193**

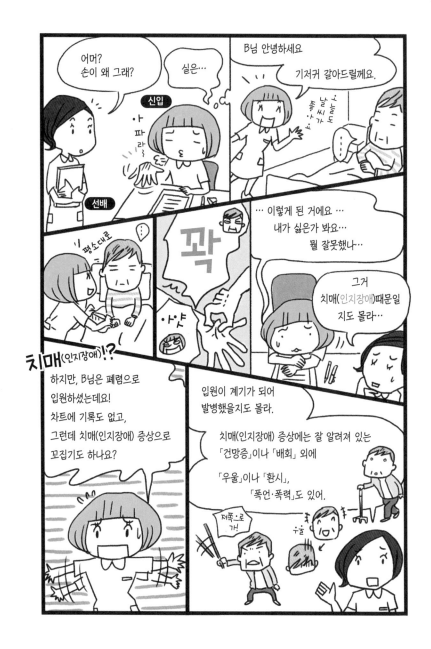

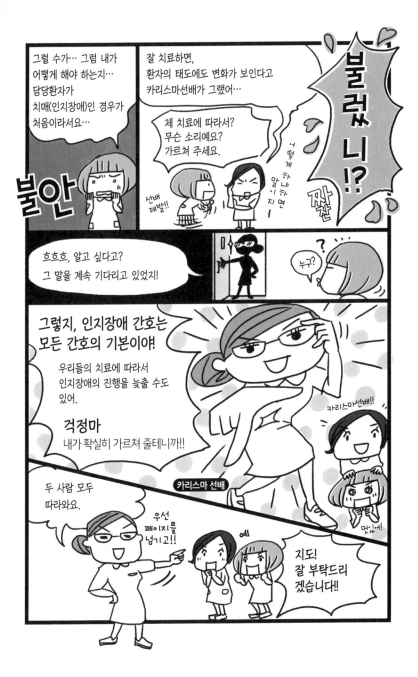

제1장

치매(인지장애)란 어떤 병인가?

노화에 의한 건망증과
인지장애에 의한 기억장애에는
차이가 있습니다.

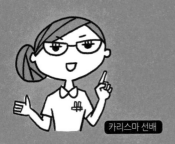

카리스마 선배

내 환자가 치매(인지장애)인가?

 신입

선배님, A님을 화장실까지 부축해 드렸는데
병실을 나와서 반대 방향으로 가려고 하셔서
"화장실은 이쪽이에요"라고 했더니
"그런가?" 하시더라구요.
2시간 전에도 함께 갔다 왔는데!

 선배

…어쩌면 A님, 인지장애일지도 모르겠다.

 신입

인지장애…. 치매 말이에요?

 선배

치매가 아니라, 인지장애!
'치매'라는 표현은 환자에게 실례야.
그래서 요즘은 '인지장애'라고 해.

 신입

죄송합니다. 주의하겠습니다.
하지만 A님의 경우는 고령이라서 사소한 건망증이 아닐까요?

자료 1. 연령에 상응하는 건망증과 병적 건망증의 차이

	연령에 상응하는 건망증(age-associated memory impairment)	병적 건망증(disease-associated memory impairment)
기억장애의 범위	사건의 일부	사건 전체
기억의 부활	잊어버린 내용을 어떤 계기가 생기면 생각해 낸다	잊어버린 내용을 생각해 내지 못한다
진행성	없음	적어도 연단위로 악화
일상생활 장애	없음	있음
건망증 이외의 증상	없음	점점 추가된다
건망증에 대한 자각의 유무	있음	없는 경우가 많다
건망증에 대한 얼버무림이나 부정	없음	있음

선배
연령에 상응하는 건망증과 인지장애에 의한 건망증이
비슷한 것 같아도 달라(p4 자료 1).
A님이 건망증에 관해서 자각조차 없는 것 같아서 걱정이 되네.

 신입
참고로 선배님, 인지장애의 정의란…?

 선배
우선, 일이나 일상생활이 부자유스러운 점이야.
이것은 본래 할 수 있었던 기능이
2가지 이상 저하되는 것을 기준으로 삼고 있어.
예를 들어, '기억'과 '시간감각'이 떨어진다든가 하는 것 말이야.
점차 이전보다 할 수 없는 일들이 늘어나는 거지.

 신입
하지만 '부자유스럽다'든가, '이전에는 할 수 있었다'는
우리 간호사들이 판단할 수 없잖아요?

 선배
인지장애인지 아닌지를 판단하기 위해서는
A님 자신이나 A님의 가족들로부터 상태를 듣거나,
A님에게 문진이나 인지 기능테스트를 받게 해야지.

 신입
진찰이나 테스트로 기억장애에 관해서 검사하는 거예요?

 선배
이전에는 주로 기억장애의 유무나 정도로 판단했지만
최근에는 그 이외의 것도 중요시되는 것 같아.

 카리스마
선배
…'같다'고? 답답하구만!
인지장애라고 진단받게 되면 환자나 가족에게는 매우 큰일이야.
그러니까 여러 각도에서 신중하게 판단하고,
진단이 어려운 경우에는 신경심리검사를 더 자세히 해야 돼.

선배

카리스마선배님! 죄송합니다. 공부가 부족해서….
이왕 혼난 김에, 인지장애의 진단 기준도 가르쳐 주세요.

카리스마
선배

어쩔 수 없네. 이 자료를 봐(p6 자료 2)!
인지장애 진단에는 4가지 포인트가 있어.
첫째, 자료 a~e 중 2가지 이상 해당되는 경우.
둘째, 그로 인해서 일이나 일상생활에 지장을 초래하는 경우.
셋째, 장애의 이유가 섬망이나 정신질환이 아닌 경우.
넷째, 보호자의 정보나 인지 기능테스트에서 인지장애라고 확인
된 경우. 자, 복창! 첫째!

선배

음~!? 갑자기 첫~째! 라니
아무리 그래도 한번 듣고 어떻게 외워요~.

카리스마
선배

아니? 너희들 이렇게 중요한 것을 메모도 안 하고 듣기만 했단
말이야? 설마, 진짜 그러지는 않았겠지?

신입과 선배

…음~ 그게, 지금부터 적을테니까,
다시 한번 '첫째'부터 천천히 알려주세요….

자료 2. 인지장애의 새로운 진단기준

일이나 일상생활 활동의 장애 + 예전에는 할 수 있었던 생활기능이나, 수행기능의 저하 + **섬망이나 확실한 정신질환이 아니다**

⇊

a. 새로운 정보를 획득하거나 생각해 내는 기능의 장애
b. 복잡한 과제를 이해하거나, 취급하는 것이 어렵다. 판단력의 저하
c. 공간인지 기능의 장애 d. 언어기능의 장애 e. 인격이나 행동의 변화

↓

확인이 필요 [1] 본인과 본인을 잘 아는 보호자의 병력
[2] 객관적인 인지 기능테스트

Alzheimer's & Dementia 7,263-269,2011

치매(인지장애)는
원인질환에 따라서
몇 가지 종류로 나뉘어집니다.

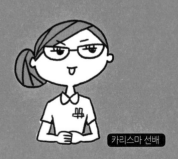

카리스마 선배

알츠하이머형 인지장애란?

 선배

웬일이야? 휴식시간에 교과서를 펴놓고….

 신입

A님이 조금 전에 약을 드셨는데
'아직 먹지 않았다'고 화를 내시잖아요.
혹시 알츠하이머병이 아닌가 하고….

 선배

그거 걱정이네. 하지만 '인지장애 = 알츠하이머'는 아니야.
인지장애 타입 중의 하나로 '알츠하이머형 인지장애'가 있다고 기
억하는 편이 좋을거야.
참고로 알츠하이머병과 알츠하이머형 인지장애를 나누어 사용하는
경우도 있는데, 일반적으로는 같다고 생각해도 상관없어.

 신입

알츠하이머형 인지장애(AD)는
대뇌의 넓은 범위에 신경세포의 탈락이 생기는 병으로,
인지장애의 50~60%를 차지하고 있다면서요?
그 원인은 완전히 밝혀지지 않았지만, 세포밖에 침착하는
노인성 반점(senile plaque)이나 뇌혈관 내에
'아밀로이드 β단백'이 축적되어 있는 것과 관련이 있다면서요.

 선배

잘 알고 있다…고 생각했더니
교과서를 읽은 거잖아!

 신입

들켰네.
참고로 확실한 위험인자는
연령, 의식을 상실한 두부 외상, 아포리포단백 E-ε 4라는 유전자를
가지고 있는 경우, 다운증후군….

선배

그 밖에 고혈압이나 당뇨병, 지질이상증(고지혈증)이나
식사, 알코올과의 관련도 주목받고 있는데
아직 밝혀지지는 않았어.

신입

처음 기억장애가 나타난 거지요?
만일 A님이 알츠하이머형 인지장애라면
앞으로 어떤 증상이 나타날까요?

카리스마
선배

일반적으로 기억장애가 3~6년 계속되다가 실행·수행 장애나
지남력장애가 추가되고 또 성격변화가 나타나게 될거야.
이 단계가 되면 가족 등 주변 사람들이 이상하다고 생각하는
경우가 많아.

신입

성격의 변화라….
그거 예를 들자면 카리스마선배가 이상하게 상냥해지는 것 같은
건가요?

카리스마
선배

…….

신입

앗! 아뿔싸!!
나도 모르게 본심이… 자리로 돌아가겠습니다.

자료 3. 알츠하이머형 인지장애의 증상과 경과

기억장애 : 같은 말을 몇 번씩 되묻는다, 물건을 어디에 두었는지 잊어버리는 경우 등이 눈에 띈다,
사람이나 사물의 이름이 빨리 생각나지 않는다

↓

실행·수행 장애 : 일을 계획적으로 잘 처리하지 못한다
지남력장애 : 시간이나 장소 등을 인식하지 못한다
성격변화 : 흥미나 관심을 상실한다, 일과를 하지 못한다, 화를 자주 낸다, 단정치 못하다

↓

언어의 이해나 발성이 어려워진다, 보행장애, 연하장애

루이소체형 인지장애란?

 신입

아~ 깜짝 놀랐네.
선배님! A님이 병실 벽에 벌레가 잔뜩 있다고 하는 거예요~.
벌레도 없고 착각할만한 더러운 것이나 흠집도 없는데,
A님은 어떻게 된 걸까요?

 선배

인지장애라서 환시가 나타난 걸지도 몰라.

 신입

인지장애? 아니에요. 절대 아니에요!
A님, 기억력이 얼마나 좋은데요.

 선배

인지장애가 기억장애 이외의 증상으로 시작하는 경우도 있어.
예를 들자면 「루이소체형 인지장애(DLB)」처럼.

 신입

루이소체형?

 선배

알츠하이머형 다음으로 많은 인지장애야.
대뇌피질이나 뇌간, 간뇌에 '루이소체'라는 이상한 구조물이
쌓이면서 생기는 거야.
루이소체가 왜 쌓이는지에 관해서는 아직 밝혀지지 않았지만.

 신입

루이소체형 인지장애는 기억장애가 없나요?

 선배

알츠하이머형 인지장애와 증상이 비슷한 경우도 있지만
루이소체형 인지장애인 경우, 초기에는 기억장애가 눈에 띄지
않는 경우도 많아.
거기에 추가해서, 초기 단계부터 환시가 나타나는 것이 특징이지.

맞아. 그래서 뇌파의 이상소견이 심한 경우나
MIBG 심근 신티그래피를 하면,
MIBG의 흡수 저하가 나타나는 것이 진단의 포인트야.

근데, 카리스마선배님! 참고적으로
저희들도 자각할 수 있는 증상에는 환시 외에 어떤 것이 있나요?

루이소체형 인지장애인 경우, ❶~❸의 중핵증상(core features)
중 2가지가 나타나면 「probable DLB」, 1가지만 나타나면
「possible DLB」가 되는거야(p11 자료 4).

  ❶ 날짜나 시각 등에 따라서 주의력이나 각성수준에
     변동(fluctuation)이 있는 경우(인지 기능의 동요)
  ❷ 확실한 환시가 나타나는 경우
  ❸ 파킨슨 증상이 나타나는 경우

음? 프로바블…? 파써블…?

probable은 「임상적 확진」, possible은 「임상적 의진」.
영어도 확실히 공부해 둘 것!

I'm sorry…. 열심히 하겠습니다.

자료 4. 루이소체형 인지장애(DLB)의 진단기준

- 사회생활에 지장을 초래할 정도의 진행성 인지장애. 초기에는 기억장애가 눈에 띄지 않다가, 진행됨에 따라서 확실해진다. 주의력, 전두엽피질하기능, 시공간인지가 쉽게 침습받는다.
- 다음 3항목의 중핵증상 중 probable DLB에서는 2항목, possible DLB에서는 1항목이 확인되는 경우
  1) 주의나 각성수준이 확실한 변동을 수반하는 인지 기능의 동요
  2) 현실적으로 자세한 내용의 환시가 반복해서 나타난다.
  3) 파킨슨 증상의 출현
- DLB의 진단을 지지하는 증상
  1) 반복되는 낙상   2) 실신   3) 일과성 의식장애   4) 향정신제에 대한 감수성의 항진
  5) 체계적인 망상   6) 환시 이외의 환각   7) 렘수면행동장애

전두측두엽변성증이란?

 신입

선배님, 기억장애 이외의 증상으로 시작되는 인지장애에는 일전에 가르쳐 주신 '루이소체형 인지장애' 외에 어떤 것이 있나요?

 선배

확실히 기억해 두어야 할 것이 '전두측두엽변성증(FTLD)'이야.

 신입

그거라면 문제없어요! 피크병 말이지요?

 선배

이런, 잘못 알고 있네.
전두측두엽변성증은 '전두측두형 인지장애',
'진행성 비유창성 실어증' '의미성 인지장애'의 총칭이야.
피크병이라고 부르는 것은 전두측두형 인지장애 중,
신경세포 속에 '피크공'이라는 물질이 쌓이는
타입을 말하는 거야.
전두측두엽변성증의 초기에 흔히 볼 수 있는 증상은
음~ 그러니까, 뭐였드라….

 카리스마 선배

어쩔 수 없구만!
주요 초기증상에는, ❶~❺와 같은 것이 있어.
❶ 말을 하지 못한다(언어곤란).
❷ 감정이나 충동을 억제하지 못한다(탈억제).
❸ 새로운 체험을 기억하지 못한다(기억력 장애).
❹ 의욕이 없다(자발성 저하).
❺ 목적도 없이 같은 행동을 반복한다(상동행동).

 신입

확실히 소위 '인지장애'의 이미지와는 다르네요.
기억장애가 나타나는 경우는 없나요?

카리스마
선배

• • •
드물게 좋은 질문이네!
사람에 따라서는 기억장애가 나타나기도 해.
하지만 전두측두엽변성증인 경우,
초기부터 특징적인 증상을 나타내는 것이
다른 인지장애와 크게 다른 점이야.

선배

전두측두엽변성증은 발생연령이 젊은 점도 특징 중의 하나야.
발생연령의 평균이 66.9세,
그 중 64세 이하인 발생례가 40.4%(※).
젊을 때에 발생하는 경우 가족력이 있는 경우도 적지 않아.

※국립장수의료연구센터의 조사

카리스마
선배

• • •
어머나 드물게 제대로 공부했네.
다음은 인격의 변화나 사회적 관심의 저하가 나타나는 것이
포인트야.
혹은 병 때문에 반사회적 행동을 일으키는 경우도 있으니까,
증상을 확실히 이해하고 적절히 대처해야 돼.

신입과 선배

• • •
예! 드물게 상냥하게 가르쳐 주셔서 감사합니다!

자료 5. 전두측두엽형 인지장애의 진단기준

성격변화와 사회적 행동장애가 우위인 증상. 지각·공간적 능력·행위·기억이라는 도구적 인지 기능이 정상이거나, 비교적 양호하게 유지된다.

진단의 주요 특징
1) 잠행성 발증과 완만한 진행 (적어도 6개월)
2) 초기부터 사회적 대인행동장애
3) 초기부터 자기행동의 통제장애
4) 초기부터 감각이 둔해짐 (거칠고 상대의 감정을 고려하지 않는다)
5) 초기부터 병에 관한 통찰력의 결여(loss of insight)

혈관성 인지장애와 그 밖의 인지장애

선배님, 예전에는 알츠하이머형 인지장애보다
'혈관성 인지장애'가 더 많았다고 들었습니다.
이것은 뇌혈관장애가 줄고 있다는 건가요?

환자 그 자체의 수라기보다,
혈관성 인지장애의 개념이 변한거야.
참고로, 혈관성 인지장애란?
20초 이내에 대답해!

20초!?
음~그러니까. 혈관성 인지장애란,
뇌경색이나 지주막하출혈 등의 뇌혈관장애가 일어난 후,
인지 기능의 저하가 나타나는 것입니다!

정답.
하지만 예전에는 뇌혈관장애의 기왕력이 있거나
영상진단으로 뇌경색이 보이는 경우, 운동마비,
발음이 자연스럽지 못한 구음장애 등이 나타났을 때,
쉽게 혈관성 인지장애라고 진단했다고 해.

그렇구나!
뇌혈관장애의 기왕력이나 증상과 인지장애 증상이 나타나면,
혈관성 인지장애인 경우가 많았군요.

그런 셈이지.
하지만 그런 환자 중에는 예를 들자면 알츠하이머형 인지장애와
뇌혈관장애가 병발하는 사람도 있을거야.

카리스마
선배

게다가 말이지,
알츠하이머형 인지장애 증상이 악화되었을 때,
MRI영상을 촬영하면
새로 발생한 뇌경색이 발견되는 경우도 있어.
이런 증례도 예전에는 혈관성 인지장애라고
진단했을 가능성이 높아.

신입

즉 지금은 인지장애를 일으키는 원인을
제대로 확인하게 되었다는 것이네요.
덧붙이자면
카리스마선배님이 학생이었던 시절에는
물론 인지장애의 원인의 톱은 '혈관성 인지장애'였던 셈이네요?

카리스마
선배

…음~ 내 학생시절은 먼 옛날 일이니까!

신입

죄송합니다! 그만 말이 헛나와서….

카리스마
선배

괜찮아~. 젊어서 그런지 솔직하구나.
그럼 젊으니까 뇌세포의 활동도 대단하겠지?
자, 이것은 '치료가 가능한 인지장애의 원인질환'을
정리한 자료(p16 자료 6)야.
내일까지 전부 외워 올 것.

신입

음~!?
치료가 가능한 인지장애에 이렇게 원인이 많아요?

카리스마
선배

그래. 간호사로서 제대로 알아 두어야겠지.
내일 점심시간에 테스트할 거야!
젊으니까 밤을 새워서라도 외워 올 것!!

자료 6. 치료가 가능한 인지장애의 원인질환

1) 두개 내 이상상태
뇌종양
경막하혈종
정상압수두증
간질
다발성경화증
윌슨병

2) 신체질환
호흡부전, 부정맥
중도빈혈, 다혈증
요독증, 저나트륨혈증, 간성뇌증
포르피린증
지질이상증

3) 결핍성 질환
비타민B_{12}결핍
비타민B_1결핍
엽산결핍
펠라그라 (나이아신결핍)

4) 내분비성 질환
에디슨병
범하수체기능저하증
부갑상선기능저하증
부갑상선기능항진증
반복되는 저혈당증
쿠싱병
갑상선기능항진증
갑상선기능저하증

5) 알코올

6) 약물

메틸도파와 할로페리돌의 병용
크로니신과 플페나딘의 병용
디설피람, 탄산리튬, 페노티아딘
할로페리돌과 탄산리튬의 병용
프롬제, 페니토인, 메페니토인, 발피탈
크로니딘, 메틸도파, 프로프라노롤, 아트로핀계

7) 중금속

수은
연
동
아연
타륨

8) 독물공업약품

트리크롤에틸렌
토르엔
이유화탄소(이황화탄소)
유기인
일산화탄소

9) 감염

매독
만성수막염
뇌농양
낭충증
휘플병
진행성 다발성 백질뇌증
에이즈
뇌염

10) 교원병에 의한 혈관염

전신성 홍반, 측두동맥염, 사르코이도시스
뇌동맥염, 베체트병

11) 기타

저산소뇌증, 두부외상, 과잉 전기경련요법
수면시 무호흡증후군, 투석

※빨강글씨는 비교적 빈도가 높은 질환

제2장

인지장애에는
어떤 증상이 있는가?

인지장애 증상은
인지 기능 증상과
행동 심리 증상으로
나뉘어집니다.

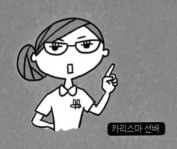

카리스마 선배

인지장애의 행동 심리 증상과 인지 기능 증상

 신입

선배님, A님이 저녁시간을 자꾸 확인하고 계세요.
오늘도 족욕하는 동안에 5번이나 물어보셨어요.
배가 고파서 그러시느냐고 여쭤봤는데
그것은 아닌 것 같고….

 선배

A님은 인지장애니까
들은 것을 기억하지 못하실거야.
몇 번씩 확인하는 것은 일정을 모르는 상태가
불안하게 느껴지기 때문일거야.

 신입

인지장애에 걸리면 불안감도 커지나요?

 선배

사람마다 증상이 다르게 나타나.
있잖아, 저녁시간을 기억하지 못하는 것과
그것을 불안하게 생각하는 것의
원인이 다르다는 것은 알고 있어?

 신입

원인이라… 인지장애니까, 그런 것 아닌가요?

 선배

인지장애 환자에게 나타나는 여러 가지 증상은
'행동 심리 증상 (BPSD)'과 '인지 기능 증상'으로
크게 나눠져.
행동 심리 증상은 지각이나 사고내용의 변화,
기분이나 행동의 이상이라는 형태로 나타나는 장애야.
이에 반해서 인지 기능 증상은 기억이나 언어,
시간감각이라는 인지 기능 그 자체의 장애라고
정의하고 있어.

신입

A님의 경우에 적용하면,
들은 것을 기억하지 못하는 것은 인지 기능 증상이고
불안해져서 같은 말을 몇 번씩 물어보는 것은
행동 심리 증상이네요?

 선배

행동 심리 증상은 인지 기능 증상에 이상이 온 것으로
환경에서 큰 영향을 받아.
그러니까 환경을 조성하는 연구나 주변사람들의 대응에 따라서
개선되는 것도 가능하지 (p22 자료 8).

 신입

간호사가 할 수 있는 것도 여러 가지가 있군요!

 카리스마 선배

그럼. 국제노년정신의학회에서는 행동 심리 증상을
「그룹Ⅰ : 번거롭고 대처가 어렵다」
「그룹Ⅱ : 다소 처리에 고민한다 」
「그룹Ⅲ : 비교적 처리하기 쉽다」의
3가지로 분류하고 있어.
하지만 이 분류법도 비판을 받고 있어.

 신입

확실히 대처하기가 어렵긴 하지만,
환자 한 사람 한 사람과 차분히 마주하며,
좀 더 나은 대처를 하고 싶어요.

 카리스마 선배

그렇지. 너, 많이 성장했네!

 신입

감사합니다.
롤모델인 멋진 선배님이 계신 덕분입니다!

 선배

…잘한다니까 말도 잘 하는군~.

자료 7. 행동 심리 증상의 분류

행동증상 : 공격성, 배회, 불온, 사회통념상 부적절한 행동과 성적 억제 불능, 방 안을 왔다 갔다 하기,
아우성, 울부짖기, 욕을 하며 떠들기, 무기력, 반복해서 묻기, 따라다니기 등
심리증상 : 망상, 환각, 우울, 불면, 불안, 오인 등

자료 8. 행동 심리 증상 (BPSD)에 대한 일반적 접근

	유의점 등
1) BPSD 문제를 명확히 한다	보호자와 면밀히 면담하여 문제를 명확히 정의한다
2) BPSD에 관한 정보를 모은다	빈도나 시간, 일어나기 쉬운 장소, 그 때 누가 있었는가 등을 보호자에게 1~2주 기록하게 한다
3) BPSD가 일어난 전후 상황을 명확히 한다	계기가 된 요인을 확인한다 보호자에게 BPSD와 관련된 복잡한 요인에 관해 이해를 촉구하고, 개입을 성공으로 연결한다
4) 현실적인 목표를 정하여 계획을 세운다	가능한 본인과 함께 보호자와 목표를 세운다 문제가 될 듯한 것과 그 해결법을 보호자와 서로 상의하면서, 각자에게 맞는 구체적이며 작은 목표부터 초조해하지 말고 서서히 진행해 간다 보호자에게 몇 가지 목표를 생각하게 하고, 그 중에서 시작하는 것도 좋다
5) 목표를 달성한 경우, 보호자에게 보수를 주는 것을 장려한다	보호자 자신이 보수를 받는 것이 중요하며, 인지장애인 본인에게도 유익하다
6) 계속적으로 평가하고, 계획도 수정한다	BPSD의 횟수나 시간의 변화 등으로 평가하고, 일관성과 유연성으로 대응하며, 때로 그 계획을 변경해 간다

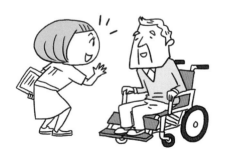

인지 기능 증상이란
인지 기능
그 자체의 장애를 가리킵니다.

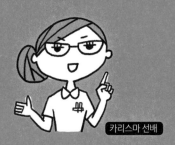

카리스마 선배

선배님, A님 대단해요.
어린 시절에 외운 「수한몽(노래제목)」을 끝까지 부르시더라구요.
5분전의 일은 잊어버리면서
70년 전의 일을 기억하고 있다니…

기억은 말이지, 우선 기억하는 시간의 길이에 따라서
「단기기억」과 「장기기억」으로 나뉘어져.
인지장애에서는 단기기억이 장애를 받아도,
장기기억은 유지되는 경우가 있어.

2종류의 기억이 있구나.

2종류뿐 아니라, 좀 더 자세하게 분류되어 있어.
내가 자세히 설명해도 되지만,
간단히 정리한 표(p25 자료 9)를 보는 편이 알기 쉬울거야!

감사합니다! 어디 보자….
즉, 단기기억에는 '1차기억'과 '작업기억(working memory)',
장기기억에는 '진술적 기억(declarative memory)'과
'비진술적 기억(procedural memory)'이 있는 셈이군요?

그것뿐만이 아니야.
진술적 기억은 다시 '에피소드기억(episodic memory)'과
'의미기억(semantic memory)'으로 나뉘어져 있어.

에피소드기억과 의미기억….
종류가 너무 많아서 뭐가 뭔지 혼란스러워요!

카리스마
선배

에피소드기억은 '생각해 내는' 종류인 것, 의미기억은
'알고 있다'고 생각되는 거라고 보면 이해하기 쉬울거야.

신입

그러네요!
아까 카리스마선배님께 일을 지시받은 것은 에피소드기억.
그것을 제대로 하기 위해서 필요한 간호지식은 의미기억이라는
거지요!

카리스마
선배

그렇지. 하지만 너의 의미기억은 지금 하나야.
일의 처리방법이 틀렸어!
기본적인 작업이니까, 비진술적 기억으로 몸에 기억해 둘 것!

자료 9. 기억의 분류

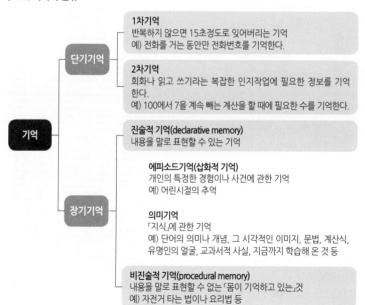

1차기억
반복하지 않으면 15초정도로 잊어버리는 기억
예) 전화를 거는 동안만 전화번호를 기억한다.

2차기억
회화나 읽고 쓰기라는 복잡한 인지작업에 필요한 정보를 기억한다.
예) 100에서 7을 계속 빼는 계산을 할 때에 필요한 수를 기억한다.

진술적 기억(declarative memory)
내용을 말로 표현할 수 있는 기억

에피소드기억(삽화적 기억)
개인의 특정한 경험이나 사건에 관한 기억
예) 어린시절의 추억

의미기억
「지식」에 관한 기억
예) 단어의 의미나 개념, 그 시각적인 이미지, 문법, 계산식,
유명인의 얼굴, 교과서적 사실, 지금까지 학습해 온 것 등

비진술적 기억(procedural memory)
내용을 말로 표현할 수 없는 「몸이 기억하고 있는」것
예) 자전거 타는 법이나 요리법 등

단기기억

장기기억

기억

신입   기억의 구조가 매우 복잡하네요.

 카리스마
선배

특히 65세 이후에 발생하는 알츠하이머형 인지장애에서는
에피소드기억과 관련된 대뇌피질 연합영역이
초기부터 장애를 받아.
하지만 의미기억은 유지되고 있으니까
A님처럼 조금 전의 일은 잊어버리지만,
어린시절에 외운 「수한몽(노래제목)」은 부를 수 있는거야.

 선배

참고로 25페이지의 분류 외에
기억이 유지되는 시간의 길이에 따른 분류도 있어.

 신입

단기기억과 장기기억이라는 분류법 외에 말입니까?

 선배

그래. 기억이 유지되는 길이에 따라서
❶~❸처럼 분류되기도 해.
❶ 즉시기억(Immediate memory) : 단기기억에 해당
❷ 근시기억(recent memory) : 몇 분부터 몇 개월동안 유지된다.
❸ 장기기억(long-term memory) : 몇 개월이상 유지된다.

 카리스마
선배

설사 에피소드 기억이 장애를 받더라도 즉시기억이나 장기기억,
의미기억이 유지되면 짧은 대화 정도는 보통 가능한 경우가 많아.

 선배

최근 뉴스 등을 보면, 기억하지 않고는 대답할 수 없는 경우도
많아요. 하지만 본인이 「흥미가 없어서 모르겠다」라고 하면
주변 사람도 그것을 믿어 버리죠….

 신입

어떤 타입의 인지장애에서나
처음에 에피소드 기억이 장애를 받게 되나요?

카리스마
선배

전두측두엽변성증의 일종인 '의미성 인지장애'에서는
의미기억만 장애를 받아.
이 경우, 자연스럽게 얘기는 할 수 있지만
말의 의미를 알지 못해서, 대화가 뒤죽박죽이 돼버리기도 해.

선배

루이소체형 인지장애는 일반적으로,
초기에는 기억장애가 눈에 띄지 않아.
기억장애가 보이지 않을 때는 의식수준의 변동이나 주의장애
때문에 일어나는 경우가 많을거야.
또 의미성 인지장애 이외의 전두측두엽변성증에서도
기억장애는 잘 눈에 띄지 않지요, 카리스마선배님?

카리스마
선배

하지만 말이지,
전두측두형인지장애인 경우는 집중력의 저하나 이상한 행동,
진행성 비유창성 실어증인 경우는
실어 증상 등이 기억장애처럼 보일 수도 있어.
어? 제대로 듣고 있는거야?

신입

예? 아, 물론이지요!
조는 것처럼 보였을 수도 있지만 아니에요!

자료 10. 기억장애의 출현법

알츠하이머형 인지장애	초기부터 에피소드기억이 장애를 받는다	
루이소체형 인지장애	초기에는 기억장애는 눈에 띄지 않지만, 의식수준의 변동 등으로 기억장애가 일어나기도 한다	
전두측두엽변성증	의미성 인지장애	의미기억만 장애를 받는다
	전두측두형 인지장애	기억장애는 눈에 띄지 않지만 집중력저하 등의 증상이 기억장애처럼 보이는 수도 있다
	진행성 비유창성 실어증	기억장애는 눈에 띄지 않지만, 실어증상이 기억장애처럼 보이기도 한다

인지 기능 증상❷ 지남력장애

신입

카리스마선배님, 점심식사 후에 A님 병실에 갔더니
"체온검사?"라고 하시는 거예요.
"체온검사는 매일 아침에 하는 거예요"라고 했더니,
"시간을 착각했네" 하시더라구요….
시간을 착각했다니, 아침과 점심을 착각할 수 있는 거에요?

카리스마
선배

인지장애가 진행되고 있어서 그럴거야.
아마 지남력장애일거야.

신입

지남력장애?

카리스마
선배

'지남력'이라는 것은
지금 자신의 상황 등을 객관적으로 파악하는 능력이야.
지남력을 유지할 수 없게 된 상태를 지남력장애라고 해.

신입

그렇군요! 지남력장애는
인지장애의 대표적인 인지 기능 증상 중의 하나지요.
하지만 구체적으로 어떤 증상이 나타나나요?

카리스마
선배

간단히 말하자면,
'지금이 언제인지(시간의 지남력)',
'자신이 지금, 어디에 있는지(장소의 지남력)',
'지금, 얘기하고 있는 상대가 누구인지(인물의 지남력)'
등을 모르는 거야.

신입

그렇구나.
A님은 아까 '지금이 언제인지'를 모르게 되신 거구나.

카리스마
선배

지남력은 기억, 의식, 시각인지, 주의라는 기능이
하나가 되어 만드는 능력이야.
인지장애의 경우, 'time → place → person' 순으로
지남력장애가 진행되는 경우가 많아.

신입

그렇군요. 아 근데, 저희 어머니도 자주
"오늘이 며칠이더라?" 하시더라구요.
A님도 변화 없는 생활을 하다 보니
조금 혼란스러운 것 아닐까요?

카리스마
선배

하지만, 거의 외출하지 않고 자택에서 생활하는 사람이라도
날짜나 요일을 모르는 경우는 있지만
오전·오후나 계절감각은 유지하는 것이 보통이야.

선배

카리스마선배님, 죄송합니다! 죄송합니다!!

신입

선배님!
아~ 깜짝 놀랐네.
왜 그러세요? 울먹이면서 달려오다니….

선배

연수레포트, 지금 제출해도 될까요?
마감이 오전이었는지 오후였는지, 몰라서….
마감이 오전까지였지요!?

카리스마
선배

참내, 어쩔 수 없지 뭐!
참고로 '오전인지 오후인지 몰랐다' 해도,
이건 지남력장애가 아니야!
이건 '깜빡'이라는 거야.
잘 기억해 둬!

인지 기능 증상❸ 실행·수행 장애

 신입
선배님, 오늘 입원하신 A님 말이지요,
함께 오신 가족이,
'인지장애일지도 모르겠다'며 걱정하고 계시는데요.

 선배
왜 인지장애일거라고 생각했을까?

 신입
저도 A님과 얘기해 봤는데,
확실히 조금 전에 말한 것도 기억하지 못하는 게 많아요.
하지만 가족들이 가장 걱정하는 것은
그렇게 좋아하던 요리를 하지 않게 된거래요.

 선배
그래. 기억장애뿐 아니라 실행·수행 장애가 나타나기도 하지.

 신입
실행·수행 장애?
요리를 하지 않게 된 것이요?

 선배
계획적으로 일을 잘 진행시키는 능력을
'실행·수행기능'이라고 해.
그 기능이 장애를 받는 것이 '실행·수행 장애'야.

 신입
하지만 요리라는 것이 일상적인 일 아니에요?
일일이 계획을 세우면서 할 일은 아닌 것 같은데….

 카리스마 선배
잠깐 기다려 봐!
너 "요리하는 것이 너무 좋~아요"라면서
실제로 요리는 꽝?
한 번에 한 가지밖에 못하는 타입이구나?

신입 카리스마선배님! …왜 그걸!?

 카리스마 선배 요리는 일대 프로젝트야!
우선 '부리다이콩(방어와 무우졸임)을 만든다'는 목표를 정한다.
그 다음, 무우를 미리 데치면서 방어 준비를…,
이런 식으로 행동계획을 세우고 그 계획에 따라서 실행!
부채(副菜)인 그라탕을 만들면서 부리다이콩의 상태를 보고,
만일 '너무 졸인 것 같다!'라고 생각되면 바로 불을 끈다!

 선배 …그렇군. 카리스마선배님이 열받을 정도로
요리는 실행·수행기능과 깊이 관련된 작업이구나.
즉, 추상적인 사고나 복잡한 행위를 계획하고 실행하며
순서대로 계획이 잘 되어 가는가를 감시하고,
계획대로 되지 않을 때는 중지하는 능력이 필요하다는 말씀.

 카리스마 선배 대부분의 인지장애에서는
초기부터 실행·수행기능의 장애가 나타나거든.
요리를 하지 않게 되거나, 쇼핑을 가지 않게 되거나,
목욕을 하지 않게 되는 상황이 나타나는 경우
그 배경에는 실행·수행기능장애가 있는 경우가 많아.

 신입 언제나 하던 것을 하지 않게 되었을 때는,
'귀찮아졌다 보다'라고
그냥 지나쳐 버리면 안되겠군요.
근데 카리스마선배님, 부리다이콩과 그라탕이라니,
이상한 조합이라는 생각이….

 카리스마 선배 으윽….

인지 기능 증상❹ 언어장애(실어증: aphasia)

선배

최근에 A님과 얘기하면서 신경쓰이는 거 없었어?
조금 전에 얘기할 때 보니까
말을 잘하지 못하는 것 같은 느낌이 들던데.

신입

아! 그럴지도 몰라요.
얘기 중에 골똘히 생각하거나,
사과를 '빨갛고 둥근 과일'이라고 말한 적이 있어요.

선배

인지장애의 한 증상으로,
언어장애가 일어나기도 해.
세심하게 주의를 기울여야 해.

신입

죄송합니다.
참고로 언어장애라는 것이
구체적으로 어떤 증상을 말하는 거에요?

선배

말을 하거나 듣는 기능에는
운동언어중추, 청각언어중추, 개념중추가
서로 관련되어 있어.
이것이 어디에서 장애를 받는가에 따라서
증상이 다르게 나타나는 거야.

카리스마
선배

운동언어중추(브로카중추)는 말을 하는 능력
청각언어중추(베르니케중추)는 말을 듣고 이해하는 능력을
담당하고 있어.
그리고 이 2가지를 연결하는 작용을 하는 것이
개념중추야.

예를 들어, 운동언어중추가 장애를 받으면 자연스럽게 말을 할 수 없게 되고, 청각언어중추가 장애를 받으면 들은 것을 이해하기가 어려워진다는 말씀입니까?

거기에 추가하자면
운동언어중추와 개념중추의 연결이 끊어지는 경우도 있어.

그렇지. 실어증에는 여러 타입이 있는데(p33 자료 11),
전형적인 것은 뇌혈관장애로 일어나는 경우가 많아. 인지장애에 의한 실어증인 경우, 타입분류에 딱 적용할 수 없는 경우도 있어.

A님은 지금 '머리에는 떠오르는데 이름이 생각나지 않는'
상태인 것 같은데요….

알츠하이머형 인지장애나 루이소체형 인지장애인 경우, 말이 생각나지 않는 증상으로 시작해서 거의 사용하지 않는 한자나 단어를 '쓰기→읽기→이해하기' 순으로 언어장애가 진행되는 경우가 많아.

쓰기, 읽기, 이해하기라. 앗!?
선배님 어떡해요? 저, '장미'를 한자로 못쓰는데요!

… 원래 모르는 한자는 쓸 수 없어!

자료 11. 실어증의 주요 형태

실어의 종류	특징
브로카 실어증	말하는 것이 어색해진다. 단어수가 적고 말하는 문장도 짧다
베르니케 실어증	들은 말을 이해하기가 어렵다. 유창하게 말하지만 착어(錯語)가 많다
명칭 실어증	정확한 명사를 사용하지 못하게 되고 우회표현을 많이 사용한다
전(全) 실어증	언어기능의 중증장애로 실용적인 말이 거의 완전히 상실된다

인지 기능 증상 **⑤** 행위·인식의 장애(apraxia·agnosia)

 신입

선배님, A님의 상태가 조금 걱정이 돼요.
아까 머리빗과 손거울을 드렸는데,
멍하니 보고만 계시더라구요.
말씀도 잘하시고 매일 아침 스스로 머리 빗는 것을
즐거워하셨는데….

 선배

A님, 인지장애가 진행되고 있나보다.
어쩌면 실행증이 나타나기 시작한 것일지도 모르겠네.

 신입

실행….
아 '학습하여 몸에 익힌 동작을 잘 할 수 없게 되는 것' 말이지요?

 선배

정답. 운동장애나 감각장애, 주의장애가 없이,
본인이 협력적인 것이 전제이지만.

 신입

A님은 기억장애는 있지만,
대화로 확실히 의사소통을 할 수 있고 몸에 마비 등도 없어요.
매일 아침 머리 빗는 것을 좋아하셨는데.
앞으로 다른 증상이 나타나겠지요?

 선배

실행증은 한쪽 팔이나 다리, 안면, 입, 발어(發語, 의견을 나타냄)의
어딘가에 나타나는 경우가 많지만,
어떤 행동을 할 수 없게 되는가는 사람마다 달라.
게다가 일반적인 동작 전부가 장애를 받는 게 아니야.
복합한 정도는 같더라도
할 수 있는 것과 할 수 없는 것이 있어.

신입

A님에게 실행증이 나타난 것은 최근이지요?
그렇지 않으면, A님이 계속 부자연스럽다고 생각했을텐데
제가 눈치채지 못했던 것일까요?

카리스마
선배

괜찮아. 못 봤을 수도 있어.
A님과 같은 알츠하이머형 인지장애인 경우,
초기부터 실행증이 나타나는 경우는 드물어.
반대로 일찍부터 실행증이 눈에 띄는 경우는
'대뇌피질기저핵변성증'이라는 특수한 질환이 의심스러울 때야.

신입

휴, 다행이네요.
하지만 알츠하이머형 이외의 인지장애에서
처음부터 실행증이 일어나는 경우도 있나요?

카리스마
선배

루이소체형 인지장애인 경우는
면도기를 사용하지 못하거나 알람시계를 맞추지 못하는
'유의운동성 실행증'이
초기부터 나타나는 경우가 있어.

선배

루이소체형 인지장애라면 '구성실행(constru ctional apraxia)'도
빠른 단계부터 나타나겠네요?

카리스마
선배

그렇지.
최근에는 구성실행증이 아니라 '구성장애'라고
하는 경우가 많지만.
시각이나 운동기능에 장애가 없는데,
공간을 인식해서 사물을 제대로 구성·합성할 수 없게 되는거야.

신입

…? 좀 더 구체적으로 가르쳐 주세요!

카리스마
선배

예를 들어, 블록으로 같은 모양을 만들어 보라고
샘플을 보여 줘도 같은 모양을 만들지 못해.
구성장애검사에서도 도형을 묘사하거나
집이나 투시입방체를 그리게 하지.

신입

'실인증(agnosia)'도 실행증의 일종이에요?

카리스마
선배

실인증과 실행증은 다른 거야!
실인증이란, 시각·청각 등의 감각기나 감각경로에 장애가 없는데
대상이 무엇인지를 모르게 되는 상태를 말하는 거야.
중요한 것은….
어디 대답해 봐!

선배

예!
시각의 실인증, 시공간의 실인증, 촉각의 실인증,
청각의 실인증입니다!

카리스마
선배

잘했어! 그럼, 각각 알기 쉽게 설명해 봐?

선배

예! 그럴 줄 알고, 아래(p36 자료 12)에 정리해 놓았습니다!

카리스마
선배

그~래, 어느새…!? 너 제법인데~.

자료 12. 실인증의 주요 형태

실인증의 종류	특징
시각의 실인증	본 것이 무엇인지를 이해하지 못한다
시공간의 실인증	사물의 위치나 배치, 거리 등을 바르게 이해하지 못한다
촉각의 실인증	만진 것이 무엇인지를 이해하지 못한다
청각의 실인증	들은 소리가 무엇인지를 이해하지 못한다

행동 심리 증상은
지각이나 사고, 기분 등에
나타나는 장애입니다.

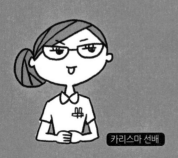

카리스마 선배

심리증상❶ 망상

 신입
망상이란 '외적 현실에 관한,
다른 추리에 근거하는 부정한 확신'이라고….

 선배
왜 그래? 교과서를 보면서 한숨을 쉬고….

 신입
A님이 제가 재산을 노리고 있다는 거에요.

 선배
그래서 망상에 관해서 조사하고 있었구나.
망상은 루이소체형 인지장애,
다음에 알츠하이머형 인지장애에서 흔히 볼 수 있는거야.

 신입
참고로 '피해망상(p150참조)'은
망상 중에서 가장 흔하다고 써 있어요.

 선배
그래. 다음은 자신이 버려졌다거나
배우자가 바람을 피운다고 하는거야.

 신입
A님에게는 재산에 관해서 말할 때마다
"아니에요. 그렇지 않아요"라고 말하지만,
제 말을 믿지 않으세요.

 카리스마
선배
그냥 부정하면, 오히려 의심하는 마음이 더 심해져.
적당히 이야기를 들어 주는 것도 괜찮아.
혹시 진짜로 재산을 노리고 있는 것이 아니라면 말이지(웃음)!

 신입
노리고 있지 않다니까요~!

심리증상❷ 환각

 신입

선배님, 들어 보세요! A님이
제 뒤에 모르는 의사가 있다는 거에요.
병실 커튼을 착각한 거겠지요?

 선배

착각이라기보다 환시가 아닐까?

 신입

환각의 일종으로 본래 보이는 것과는
전혀 다른 것을 보고 있다…?
그럼 환각은 인지장애의 심리증상 중 하나겠네요.

 카리스마
선배

그래. 하지만 환시에는 의식장애나 빛에 대한 감도의 장애,
시각의 실인증 등이 관련되어 있는 경우도 있어.
실인증에 대응하는 것이 어렵긴 하지만,
의식장애라면 치료로 개선될 수도 있고,
빛의 감도 문제는 조명을 조절하는 것이 효과적인 경우도 있어.

 신입

예!
A님의 상태를 보고 대응법을 찾아 보겠습니다!

 카리스마
선배

'그런 게 보일 리가 없다'고 부정만 하지 말고,
A님을 안심시키는 것이 중요해.

 신입

예! A님에게는 정말 보이는 거겠지요.
어? 저도 카리스마선배님 뒤에 의사선생님이 보이는데요….

 카리스마
선배

캬아-!! …아, 부원장님! 죄송합니다….

2

인지장애에는 어떤 증상이 있는가?

039

심리증상❸ 우울

 선배

어머, 그 식판 A님의 저녁식사야?

 신입

예. 요즘 식욕이 없으신 것 같아요….
단 것을 좋아하시니까
디저트만이라도 드시라고 권해보는데.

 선배

식욕부진 이외에 신경쓰이는 것은 없어?

 신입

이전보다 기운이 없으신 것 같은데
식욕이 없어서 그러신 것 같아요.

 선배

혹시 기운이 없는 것과 식욕부진도 인지장애 때문에
나타나는 우울증일지도 모르겠다. 고령자인 경우 불면이나
식욕부진, 부정의 통증이라는 '가성치매(pseudodementia)'
증상이 나타나는 경우가 적지 않으니까.

 신입

우울증이라….
저 A님을 위로하러 갔다 오겠습니다!

 카리스마 선배

스톱! 쓸데없는 위로는 증상을 악화시키는 수가 있어.
다른 행동 심리 증상과 달리,
우울증에는 약물요법이 중요해.
치료에는 고령인 분은
비교적 부작용이 적은 항우울제(※)를 흔히 사용하지.
그러니까 네가 가야 할 곳은 A님의 병실이 아니라,
의사선생님이 계신 곳이야!

※선택적 세로토닌재흡수저해제(SSRI), 세로토닌노르아드레날린재흡수저해제(SNRI) 등

심리증상❹ 불안

신입

선배님, 도와 주세요.
골절로 입원중인 A님이
자신이 중병에 걸렸다고 생각하는지,
제 얼굴을 볼 때마다 이것저것 물어보세요.

선배

생각하고 있는 게 아니라 불안해서 그런 거 아냐?
경증~중등증 인지장애에서는 흔히 나타나는 증상이야.

카리스마
선배

예전에는 인지장애에 걸리면
자신의 증상을 이해하지 못하고 낙천적이 된다고 했는데
그것은 오해야.
실제로는 확실하지 않은 공포에 시달리는 사람이 많아.

신입

그러고 보니 A님,
치료 스케줄도 몇 번이나 확인하러 오시는 경우가 많아요.

선배

건강이나 재산에 관해서 신경을 쓰거나
행사나 일정에 관해서 반복해서 묻는 것은
인지장애 초기에 나타나는 흔한 증상이야.
진행되면, 혼자 있는 것이 불안해서
보호자 등을 항상 따라다니는 'shadowing'이
나타나는 수도 있어.

카리스마
선배

불안이 계기가 되어, 배회(p43참조)나 망상(p38참조),
초조(p45참조) 등의 행동 심리 증상을 일으키는 수도 있어.
우선 A님을 안심시키도록 해.

심리증상❺ 오인(誤認)

 선배
왜 그래? 거울 앞에서 심각한 얼굴을 하고.

 신입
선배님, 저 몇 살로 보여요?
실은 A님이 저를 사모님으로 착각하고
"함께 집에 돌아가자"는 거예요. A님의 사모님은 70대인데.

 선배
그게 말이지,
A님은 너와 사모님을 단순히 착각한 것이 아니야.
그건 인지장애로 인한 오인이야.

 신입
오인이라고요…. 환각 같은 건가요?

 카리스마
선배
많이 비슷하지만,
오인인 경우는 실제와 다른 것을 보거나 듣는 데다가,
본인이 망상적으로 품고 있는 신념이나 만들어낸 것이
추가되는 거야.

 선배
예를 들자면,
가족과 매우 비슷한 다른 사람이 뒤바뀌었다고 믿거나,
거울에 비치는 자신을 타인이라고 생각하는 예도 있어.

 카리스마
선배
A님에게는 너에게서 사모님의 20대 모습이 보이는 게 아닐까?
음, 맞아 바로 그거야!

 신입
그렇군요! 어머? 그러고 보니 일전에 카리스마선배님도,
A님에게 사모님 이름으로 불린 적이 있다고 하셨지요….
20대라….

행동증상❶ 배회(徘徊)

 신입
선배님, 조금 전에 A님을 병실까지 데려다 주셔서,
감사했습니다.
어디에 가셨는지 몰라서 찾고 있었어요.

 선배
혼자서 간호사실에 들어가 계셨어.
말을 걸어봤는데,
특별한 용건은 없으신 것 같아서 병실로 데려다 드린거야.
요즘은 자주 배회하시는 것 같던데?

 신입
오늘로 2번째에요.
돌아다니시는 이유를 여쭤 봐도
무슨 말씀을 하시는지 잘 모르겠고….

 카리스마
선배
환자는 생각하고 있는 것을 말로 잘 표현하지 못하거나,
걷는 동안에 목적을 잊어버리는 경우도 많으니까….
또 불안이나 외로움이 계기가 되기도 하고.

 선배
놀랄 정도로 멀리까지 가거나
반복해서 집을 나오는 사람도 있어요.

 카리스마
선배
그래. 배회는 사고로 연결될 수 있으니까
세심한 주의가 필요해!

 신입
예.
우선 성심껏 말을 걸어 보고,
혼자서 걸어다니실 때는
가능한 옆에 붙어 있도록 하겠습니다!

행동증상❷ 공격성(폭언·폭력)

 선배

A님의 병실에서 큰 소리가 나던데, 무슨 일이야?

 신입

옷 갈아입는 것을 돕고 있었는데 갑자기 화를 내시는 거에요.
소리를 지르며 벗은 옷을 마구 집어 던지고….

 선배

특별한 이유가 없다면 인지장애 때문일지도 몰라.

 신입

실은 저도 그럴 거라고 생각했어요.
A님이 평소에는 온화하고 상냥한 분이시잖아요!

 선배

하지만 폭력이나 폭언에는 바로 대응해야 돼.
본인이나 주위사람이 위험할 수도 있고
충분한 치료도 어려워지니까
비정형 항정신병제(SDA)를 투여해야 돼.
환각이나 망상, 오인, 섬망이 배경일 때는
물론 그 치료도 하고.

 신입

투약치료 이외에 할 수 있는 치료는 없나요?

 카리스마 선배

폭언이나 폭력은 자존심에 상처를 받았을 때
일어나기 쉬워.
소음이나 조명 등도 영향을 미칠 수 있으니까,
우선 대처법과 실내환경을 배려하도록.

 신입

알겠습니다. 좋아, 열심히 해보자~!

 선배

아얏! 주먹에 맞았어! 폭력은 안돼!

행동증상❸ 불온·초조

신입

선배님, 요즘 A님 기분이 좋지 않은 것 같아요.
체온을 재는 것이 싫다고 순순히 응해 주지 않으세요.

선배

확실히 그러시더라.
예전보다 화도 자주 내시고, 치료에도 비협조적인 경우가 많으셔.
늘 안절부절하시는 느낌도 들고….

신입

조금 전에는 인사만 드렸는데 "시끄러워!"라고 하시더라구요.
저를 싫어하시나봐요.

카리스마
선배

A님의 증상은 인지장애 행동증상의 하나인
'불온'이나 '초조' 증상이야.

신입

불온? 초조?

카리스마
선배

불온은 안정되지 않고, 화내거나 저항하는 경우가
많은 상태를 말하는 거야.
신체적 공격성과 언어적 공격성의 유무에 따라서
4타입으로 분류되기도 해.

선배

초조는 알겠습니다!
본인의 요구나 곤혹스러움과는 직접 결부되지 않는 언동에,
불쾌감이나 불만을 나타내는 것이지요.
예를 들면 큰 소리를 지르거나 폭언을 퍼붓거나….

카리스마
선배

맞았어! 어, 알고 있었어? A님의 태도는 병의 한 증상이야.
싫어한다고 생각해서는 안돼!

행동증상❹ 무기력증

 선배

있잖아, A님은 원래 말씀이 없으신 분이야?
말을 시켜도 대답을 거의 하지 않으시는데….

 신입

요즘, 왠지 기운이 없으세요.
세수나 옷 갈아입는 것조차 귀찮으신 것 같아요.

 선배

인지장애 환자에게서 흔히 볼 수 있는 무기력증일지도 모르겠다.

 신입

무기력증이라면….
주위에 대한 흥미가 저하되고 활기가 없어지는 상태지요?
우울증(p40참조)과는 어떻게 달라요?

 선배

우울증은 시간이나 날짜에 따라서 증상에 변동이 나타나.
하지만 무기력증인 경우는 같은 상태가 쭉 계속되는거야.
주위에 대한 무관심이나 무심한 태도가 눈에 띄고,
감정이 평면화되어 자발성이 저하되는 것이 특징이야.

 카리스마 선배

우울증과 무기력증은 약물치료에 사용하는 약도 다르니까,
잘 구분해야 돼.

 신입

무기력증인 환자에게도 격려는 역효과입니까?

 카리스마 선배

좋은 질문이네!
우울증과는 반대로, 무기력증인 경우는
활동성을 높이는 것이 중요해.
성심껏 말을 시키거나,
할 수 있는 것은 스스로 할 수 있게 격려하도록.

증상이 비슷해도
섬망과 인지장애는
다른 병리입니다.

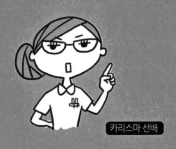

카리스마 선배

섬망과 인지장애의 차이

 신입

선배님, A님이 "방 안에 사람이 많아서 무서워"라고 하세요.
자신이 병원에 있다는 사실도 모르시는 것 같고….
인지장애일까요?

 선배

A님에게 지금까지
인지장애라고 의심할만한 증상이 있었어?

 신입

아니요, 전혀.
아까 갑자기 안절부절 못하시며
"사람이 있어"라고 하시는 거에요.

 선배

그건 인지장애가 아니라 섬망일지도 모르겠어.
인지장애라면, 갑자기 증상이 나타나는 경우는 없잖아.
언제 발생했는지 확실히 알 수 있는 것이
섬망의 특징 중 하나야.

 신입

그렇구나, 섬망!
갑자기 일어나는 의식장애의 일종으로 증상이 비슷하지만,
인지장애와는 다른 것이군요!

 카리스마
선배

섬망은 어떤 질환이나 약의 원인으로 일어날 수도 있어.
그러니까 섬망이 의심스러운 경우는
몸의 상태나 복용하고 있는 약을 반드시 체크할 것(p49 자료 13)!
그리고 배경에 인지장애가 숨어 있을 가능성도 잊지 말 것.

 신입

예. 그 말씀은 인지장애 환자가
섬망을 일으킬 수도 있다는 것이네요?

선배

인지장애 환자는 그렇지 않은 사람보다
섬망을 일으키기 쉬운 상태에 있어.

섬망을 일으키면
새로운 행동 심리 증상이 나타나거나,
이미 있는 증상이 악화되기도 해.

신입

인지장애인지 아닌지에 상관없이,
증상이 갑자기 악화됐을 때는
섬망일 가능성을 생각해야 한다는 것이지요.

자료 13. 섬망과 인지장애의 감별점과 체크포인트

임상징후	섬망	인지장애
발병양식	급격 (몇 시간~며칠)	잠재성 (몇 개월~년)
경과와 지속	동요성 (며칠~몇 주)	만성 진행성
주의	장애를 받는다	통상 정상
각성수준	동요한다	정상
사고내용	통상 풍부 (그러나 무질서)	불모
뇌파	이상 (광범위한 서파화)	정상~경도 이상

- **섬망이 의심스러울 때 체크해야 할 신체증상과 원인질환**
  발열 : 폐렴, 봉와직염
  가려움증 : 개선, 피부의 건조
  식욕부진 : 변비, 약제성
  통증 : 골절, 대상포진
  감각기계 : 이구전색(耳垢栓塞)
- **섬망이 의심스러울 때 체크해야 할 약제**
  항정신병제, 최면제·진정제 (벤조디아제핀계), 항우울제
  항파킨슨병제, 항간질제
  순환기병제 (강압제, 항부정맥제, 이뇨제, 디지탈리스)
  진정제 (오피오이드, NSAIDs)
  부신피질스테로이드
  항균제, 항바이러스제
  항종양제
  비뇨기병제 (과활동방광치료제)
  소화기병제 (H$_2$수용체길항제, 항콜린제)
  항천식제, 항알레르기제 (항히스타민제), 종합감기약

제3장

인지장애 간호의 기본

인지장애 치료는
환자의 존엄을 지지하는
치료여야 합니다.

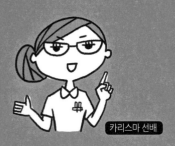

카리스마 선배

인지장애 환자는 어떻게 대해야 하나?

 선배
수고했어. 오늘은 A님 약 드셨어?

 신입
예, 겨우.
약을 싫어하시고
무릎도 아픈데 침대에서 내려 오시려고 해서….
요즘 문제행동이 점점 늘고 있어요.

 선배
이런! '문제행동'이 아니라, '행동장애'야!

 신입
죄송합니다. 착각했어요.
하지만 간호사끼리는 서로 통하니까,
그렇게 구애받지 않아도 되지 않을까요?

 선배
하지만 생각해 봐.
문제행동이라고 하는데, 누구에게 '문제'인거야?
A님 자신? 그렇지 않으면…

 신입
…치료를 하는 사람에게요.

 선배
그렇지?
여러 가지 행동 심리 증상은 인지장애 때문에 나타나는 거야.
환자 입장에서 생각하면,
그것이 '문제행동'이라고는 생각하지 않을거야.
그러니까 지금은 인지장애 치료의 현장에서
'문제행동'이라는 말은 사용하지 않아.
사소한 일이지만,
맞는 말을 사용하는 자세도 환자의 존엄성을 지키는 거야.

신입

예, 알겠습니다! 선배님, 역시~.

선배

아니야. 신입이었을 때, 카리스마선배님이 가르쳐 주신 것을
그대로 알려 준거야.
하지만 환자의 입장에서 생각하는 습관은
간호사로서 매우 중요하다고 생각해.
참고로 A님이 약을 싫어하실 때, 뭐라고 했어?

신입

"병을 치료해야 하니까 드셔야 해요"라고 했어요.
선배님이라면, 뭐라고 하시는데요?

선배

갑자기 "드세요"라고 하지 말고,
"이 약은 삼키기 힘드시지요?"라고 물어볼거야.

신입

그렇구나!
A님의 행동에는 뭔가 이유가 있을텐데 말이지요.
가루약을 싫어한다거나,
타이밍이 나빴다거나….

선배

그래.
그 이유에 따라서 오브라이트를 사용한다거나,
조금 시간을 두었다가 다시 한번 약을 권해 보든지 해야지.

**카리스마
선배**

기특한 생각이네!
내 가르침을 제대로 활용하고 있구나.
인지장애 환자의 치료는
'설득'하는 것이 아니라, '납득'시키는 것이 중요해.
자신이 납득할 수 없는 치료를 받는다면
누구라도 고통스럽겠지?

인지장애 환자는
설사 인지능력이 저하되었다 해도,
감정이나 자존감은 건강할 때와 변함이 없지요.

 그렇지. 게다가 치료하는 사람의 마음이 환자에게도
전달된다(p54 자료 14)는 걸 잊지 않도록.

 명심하겠습니다!
주위 사람의 감정을 말로 하지 않더라도 알 수 있어야겠어요.
사소한 행동이나 표정으로도 전해지겠지요?
"카리스마선배님, 지금 화나셨구나" 싶어서
긴장한 적이 여러 번 있거든요!

 반대로 내가 웃는 얼굴로 상냥하게 대할 때는,
안심하고 마음 편하게 일할 수 있겠네?

 물론이죠. 그런 적은 거의 없지만….

자료 14. 환자와의 관계방식

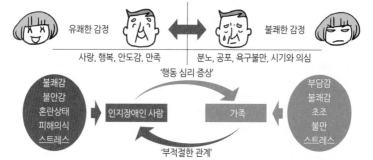

인지장애 환자와 간호하는 간호사의 기분은
'맞거울'처럼 똑같은 경우가 많습니다

유쾌한 감정 ↔ 불쾌한 감정

사랑, 행복, 안도감, 만족 | 분노, 공포, 욕구불만, 시기와 의심

'행동 심리 증상'

불쾌감 불안감 혼란상태 피해의식 스트레스 → 인지장애인 사람 → 가족 ← 부담감 불쾌감 초조 불만 스트레스

'부적절한 관계'

인지장애보호연수연구동경센터 : 띠를 두르는 시트의 포인트 일부 개편

카리스마
선배

……. 즉, 환자와 간호사의 관계도 마찬가지야.

그러니까 인지장애의 유무와 상관없이 환자를 존중하고,

경외심을 가지고 대하는 것이 중요해.

인지장애를 이유로 '아무 것도 모르는 사람'같이 취급하는 것은

환자도 느낄 수가 있어.

그것은 환자에게 불쾌감과 스트레스를 주는 거야.

선배

반대로

경외심을 가지고 환자의 기분에 접근하여 간호한다면,

안정이 되어 행동 심리 증상도 개선될 가능성이 있지요?

카리스마
선배

그렇지.

그러기 위해서는 환자의 감정이 예민해지지 않도록 해야 돼.

인지장애 환자의 인지능력이나 언어능력은 제각각이라서,

의사표시의 방법도 다르거든.

환자 한 사람 한 사람에 따라서,

행동이나 표정으로 기분을 알 수 있도록 노력해야 돼.

선배

환자가 불쾌감이나 치료에 저항감을 나타낼 때는

인지장애 탓으로 돌리지 말고

환자를 대하는 태도나 말씨 등을 포함해서,

자신의 태도를 재검토해 보라는 말씀이지요.

신입

정말 그러네요.

선배님, 대단해요!

간호사의 모범이에요! 존경합니다!

선배

…그게 말이지

신입이었을 때, 카리스마선배가 가르쳐 준 거야!

인간중심·돌봄의 시각에서 치료란?

 신입

인지장애 환자의 케어는
신체질환의 치료와 상당히 다르네요.
환자의 입장에서 생각해 보려 해도,
실제로 잘 모르는 게 많아서 치료를 우선시하게 돼요.
어렵네요.

 선배

치료의 이념이
증상에만 대처하는 '대응형 치료(업무중심의 케어)'에서
환자의 생활에 질을 중시하는 '존엄을 지지하는 치료'로
바뀌고 있으니까.
그 치료의 근간에 있는 것이 '인간중심·돌봄'이라는 견해야.

 신입

인간중심·돌봄….
'인지장애 환자가 주변사람이나 사회와의 관계를 유지하고,
또 인격적으로 받아들이면서,
존중받고 있다는 것을 실감할 수 있도록 함께 하는' 치료지요?

 선배

그래. 유감스럽게도 지금까지 인지장애가 있는 사람들은
'무슨 말을 하는지 모르겠고, 아무 것도 하지 못한다' 는
잘못된 생각 때문에 사회에서 소외되어 왔어.
하지만 인간중심·돌봄에서는
인지장애 환자도 사회의 일원으로서 실감할 수 있게 하는 것을
중요시하고 있어.

 신입

그렇게 되면 병원에서도 치료뿐만 아니라
환자의 정신적·사회적 요구를 충족시킬 수 있도록
지원해 주는 것이 필요해지겠군요.

선배

그렇지.
기본적인 것은 환자가 각각 가지고 있는 능력을
최대한 살리는 거야.
자신의 능력을 발휘할 곳이 있으면
'사회의 일원으로서 인정받고 있다'고 느끼는 경우가 많거든.
현장에서 실천하자면, 좀 어렵겠지만….

카리스마
선배

환자를 위한 바람직한 지원은
상태를 파악하는 것에서 시작되지.
우선 증상이나 행동 심리 증상을 일으키는 요인 등을
파악하고, 적절히 평가할 것.
그러니까 가장 중요한 점은
환자가 처해 있는 상황이나,
말·행동의 배경에 있는 기분을 정확히 이해하는 거야.
그러기 위해서 명심해야 할 것이
'환자의 입장에서 생각'하는 자세야.

선배

인간중심·돌봄에서는
인지장애인 사람에게는 5가지 심리적 요구가 있다고 하지요?

카리스마
선배

평안, 정체성(자기 본연의 모습),
애착·결합, 관계, 함께 있는 것의 5가지야(p58 자료 15).
또 5가지 요구의 중심에는
무상의 '사랑'이 요구되고 있어.

신입

평안, 정체성…
거기에 사랑!
카리스마선배 그 5가지 요구, 저도 있어요!

카리스마 선배

좋은 걸 깨달았군!

이 요구는 모든 사람이 가지고 있는 거야.

하지만 인지장애 환자는

그렇지 않은 사람에 비해 요구가 저해되기 쉬워서,

스스로 만족하기가 어렵겠지?

그러니까 충족시키기 위해서는 주위 사람들의 활동이 필요해.

 선배

우리들이 할 수 있는 것은

어느 요구가 충족되지 않았는가를 파악해서,

그것을 보충하도록 노력하는 것이지요!

 신입

예를 들어, '인지장애니까, 행동장애가 있는 것은

당연하다'고 포기하지 말고

환자가 무엇을 원하는가를 생각해 본다…는 거지요?

자료 15. 인지장애인 사람의 심리적 요구

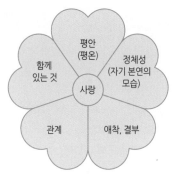

평안의 요구 : 다정함, 친밀함, 평온 등
정체성(자기 본연의 모습)의 요구 : 자신이 누구인가를 알고 있는 것, 과거와 연결되어 있다는 느낌을
　　　　　　　　　　　　　　　　　 가질 수 있는 것
애착·결부의 요구 : 마음의 유대와 교류, 서로 발전시키고, 신뢰하는 것
관계의 요구 : 본인에게 있어서 의미 있는 방식이나 자신이 활동에 관여하는 것
함께 있는 것의 요구 : 사회에서 배제되지 않고, 사람이나 사회의 관계 속에서 살아간다고 실감하는 것

인지장애 간호연구·연수대부센터편 DCM(Dementia Care Mapping)이념과 실천, 제8판, 일본어판 제2판, p28, 2012

카리스마 선배

많이 배웠네.
인지장애 환자의 행동, 감정, 사고에는
❶뇌의 장애, ❷성격경향, ❸생활력, ❹신체의 건강상태,
❺그 사람을 둘러싼 사회심리의 5가지가 관련되어 있어.
뇌의 장애도 어디까지나 그 사람의 일부라고 보고 있지.

선배

행동 심리 증상 하나만 보더라도,
배경에는 여러 가지 이유나 환자의 생각이 숨겨져 있으니까….
'인지장애'와 하나로 엮어버리면 안되겠네요.

카리스마 선배

행동 심리 증상은 인지장애 환자에게는
'제2의 언어'라고 할 수 있어.
옆에서 같이 얘기하며, 진짜 요구가 무엇인지를 확인해야 돼.
그러지 않고 표면적인 증상에만 대응하게 되면….

선배

환자의 마음이 충족되지 않으니까,
치료 효과가 나타나기는 커녕
오히려 행동 심리 증상이 악화될 수 있겠어요.

카리스마 선배

그래서 환자의 행동 배경과 심리적 요구 양쪽에 대처해야 돼.

신입

카리스마선배님, 이념은 알 것 같은데,
여유가 없는 신입간호사는 무엇부터 시작하면 되는지….
구체적으로 해야 할 것을 가르쳐 주세요~.

카리스마 선배

인간중심·돌봄에서는
환자의 존엄성을 지키는 행위·존엄을 손상시키는 행위를
각각 17개씩 제시하고 있어(p60 자료 16).
우선 그것을 의식하는 것부터 시작해 보면?

자료 16. 인간중심·돌봄에 영향을 미치는 행위 (치료)

Personhood(※)를 유지하기 위한 17가지 적극적인 작용 (행위)

- 배려 (다정함, 따뜻함)
- 감싸주기
- 긴장 풀기
- 존경
- 받아들이기
- 함께 기뻐하기
- 존중
- 실천
- 공감하며 이해하기
- 능력 이끌어내기
- 필요한 지원 하기
- 관계 유지
- 함께 하기
- 개성 인정하기
- 함께 있기
- 일원으로 느낄 수 있게 하기
- 함께 즐기기

Personhood가 손상되는 17가지 행위

- 공포심을 준다
- 뒷전으로 미룬다
- 서두른다
- 어린애 취급한다
- 바람직하지 않은 구분
- 모욕
- 비난
- 속이기
- 이해하려 하지 않는다
- 능력을 제한한다
- 강요
- 중단
- 사람 취급하지 않는다
- 차별
- 무시
- 따돌림
- 비웃음

※personhood

한 명의 사람으로서 주위사람이나 사회와 관계하며, 받아들이고, 존중하며, 그것을 실감하고 있는 그 사람 본연의
모습을 가리킨다. 사람으로서 상대방의 기분을 소중히 생각하고, 서로 존중하는 것. 서로 배려하고, 신뢰하는 상호
관계를 포함한 개념.

인지장애 간호연구·연수대부센터편 DCM(Dementia Care Mapping)이념과 실천, 제8판, 일본어판 제2판, p24-27, 2012

인지장애 환자의
사정에는
충분한 정보수집이
필요합니다.

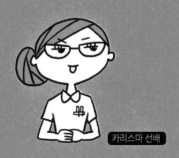

카리스마 선배

인지장애 환자를 이해하기 위한 포인트는?

 선배님, A님은 아직 휠체어가 필요한데
침대에서 자꾸 내려오려고 하세요.
왜 그러시는지 여쭤 봐도
확실히 대답도 하지 않으시면서.

 인지장애 환자는 자신의 증상이나 기분을
제대로 전달하는 것이 어렵기 때문이야.
그런데 질문했을 때 A님 상태가 어땠어?

 상태라니요…?

 표정이나 동작 말이야.

 아, 죄송합니다!
부축하느라 정신이 없어서….

 말로 표현하지 못하더라도,
표정이나 동작에서 뭔가를 느낄 수 있을 거야.
환자의 메시지를 제대로 파악하고 평가해야 돼.

자료 17. 인지장애 치료에 있어서 사정시 유의점

1) 경미한 표정이나 말의 변화, 검사데이터의 추이에 따라서 신체상황을 신중히 평가한다.
2) 인지장애의 평가척도는 어디까지나 대상자의 한 측면이다.
3) 각 평가척도의 특성을 충분히 파악한 후에 활용한다.
4) 인지장애 환자의 생활력, 경미한 변화에 주목하고, 시간축을 고려한다(입원전과 현재의 상태).
5) 인지장애 환자의 말과 행위·행동의 의미를 깊이있게 파악한다.
6) 팀내에서 인지장애인 환자의 평가에 관해서 반복하여 의논한다.

예. 참고로 인지장애 환자인 경우, 어떤 정보를 모으면 될까요?
인지장애뿐 아니라, 신체질환에 관한 정보도 필요하겠지요?

확실히 정리해야 할 것은, 다음의 2가지야.
❶ 핵심이 되는 정보(질환관련정보, 신체적 측면, 심리·영적 측면,
사회·문화적 측면)
❷ 6가지 생활행동(활동, 휴식, 식사, 배설, 몸차림, 의사소통)
주요 치료대상이 되는 신체질환을 중심으로,
여러 측면에서 본 정보와 전체적인 정보를 모으는 것이 중요해.

정보수집…. 사정…. 자신이 없어.
요령이 있으면, 가르쳐 주십시오~.

하는 수 없지. 그럼 특별히 이걸 줄게.
'인지장애 치료에 있어서 사정시 유의점'을
6가지 포인트로 정리한 자료야(p62 자료 17).

예, 저를 위해서? 감사합니다!

자료 18. 행동 심리 증상(BPSD)을 일으키는 환경요인

인지장애의 인지 기능 증상

1. 기억장애
2. 인지장애
3. 기력장애
4. 감정장애
5. 자기결정, 인격장애 등

BPSD

1. 행동장애 : 배회, 이식증(異食症), 과다 행동, 반복, 얘기 꾸며내기 등
2. 심리증상 : 불안, 초조, 우울, 흥분, 환각망상 등

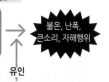

불온, 난폭, 큰소리, 자해행위

유인   유인

신체적 요인 : 수분·전해질의 이상, 변비, 발열, 신체증상(통증·가려움 등), 피로, 약의 부작용 등
심리·사회적 환경요인 : 불안, 고독, 분노, 억압, 과도한 스트레스, 자존심의 상실 등
물리적 환경요인 : 부적절한 환경자극(소리, 빛, 그림자, 공간의 확대나 압박) 등
인지장애의 중핵증상과 BPSD

永田久美子저, 柿川房子·金井和子편 신시대에 요구되는 노년간호,p272, 日總研출판,2000을 일부개편

선배

특히 신중해야 하는 것이 행동 심리 증상(BPSD)의 사정이야.
인지장애 환자는 환경의 영향을 받기 쉬우니까
신체적 요인, 심리·사회적 요인, 물리적 환경요인의
3가지 측면에서 파악해야 돼(p63 자료 18).
자, 이 자료도 참고하도록.

신입

예, 이것도? 선배님, 감동했어요!

선배

또 이것도 줄게. 입원시에 파악해 두어야 할 포인트야(p64 자료 19).
이 병동에 입원하는 환자의 경우
물론 신체질환의 치료가 우선이지만
인지장애 환자는 사고 등의 위험성도 높겠지.
그러니까, 인지장애 환자의 시각에서 사정을 해서
행동 심리 증상의 악화나 사고를 예방하는 것이 중요해.

신입

저, 자료를 만들어 주신 선배님의 노력
절대로 헛되게 하지 않겠습니다.
열심히 공부할게요! 그럼 실례하겠습니다!!

카리스마
선배

…감동해서 울 것 같은데.
예전에 내가 만들어준 자료를 복사한 줄도 모르고….

선배

쉿~! 비밀이에요!

자료 19. 입원시에 파악해 두어야 할 포인트

- 인지장애의 유무와 정도
- 행동 심리 증상(BPSD)의 유무(치료거부, 과다행동, 큰소리 등)
- 낙상의 위험성 유무
- 배회·병원탈출의 위험성 유무
- 섬망의 위험성 유무
- 수술이나 검사, 처치 등을 실시할 때의 위험성(링거발거나 안정이 유지되지 않는다, 협력을 구할 수 없다 등)

병동에서 할 수 있는
비약물적 접근에는
9가지 포인트가 있습니다.

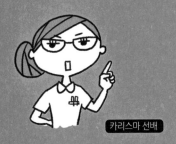

카리스마 선배

신입
선배님, 내일 검사에 관해서 A님에게 설명했는데,
오히려 불안해 하시는 것 같아요….

 선배
A님께 뭐라고 했는데?

 신입
"내일 오전 중에 복부 CT 촬영을 하니까,
오늘 밤 21시부터 내일 검사 때까지는 금식이에요"라고 했어요.

 선배
인지장애 환자에게는 의사소통의 능력에 따라서
전달 방법을 달리해야 돼(p66 자료 20).
A님은 'CT'가 어떤 검사인지도 모르고
'21시' 같은 말도 잘 모를 수 있어.
그러니까 불안해지지 않겠어?

자료 20. 인지장애 환자와 의사소통의 실천

	환자의 상태	대응
경도 인지장애	·대화의 능력이 비교적 완전하다 ·가족의 도움으로 바로 대화의 내용을 이해할 수 있다는 점에서, 언어적 의사소통이 가능하다 ·글로 의사전달을 할 수 있다 ·독립된 생활이 가능하다	검사에 관해 납득할 수 있도록 설명한다. 정확한 순서를 계획한다.
중등도 인지장애	·시각적 자극이나 비언어적 의사소통에 반응한다 ·인내력이나 이해력이 있는 사람은 언어적 의사소통이 가능하다 ·확립된 습관적인 행동은 소실되지 않고 할 수 있다 ·최근 사건 이외의 기억은 확실히 남아 있다 ·기억이 오랫동안 남아 있다	검사에 관한 설명은 혼란이 심해질 위험성이 있으므로, 당일에 설명하며, '환자나 가족을 위해서'라고 전달한다. 때로 기분전환 등도 고려해 본다.
고도 인지장애	·몸을 만지면 반응한다 ·전달하는 이상으로 이해한다 ·언어로 의사소통을 하려 한다 ·비언어적 메시지를 이해하거나 표현할 수 있다 ·잘 알고 있는 활동은 즐겁게 할 수 있다	터치 등으로 이쪽에 관심을 갖게 하며, 천천히 반응을 기다리면서 하나하나 설명한다.

일본인지장애 케어학회편:인지장애 케어의 실제 I 총론,p30,World planning,2008

카리스마
선배

한 문장에 '검사'와 '금식의 필요'라는 2가지 내용이 들어가 있거나,
'금식' 'CT와 같이 귀에 익숙지 않은 말을 사용하는 것도
삼가는 것이 좋아.
물론 얘기하는 방법에도 배려가 필요하지(p67 자료 21)!

선배

'설명'이라기보다 '환자가 납득하여
안심하고 받을 수 있는 치료'라고 생각하면 돼.

카리스마
선배

그렇지. 너도 경험으로 확실히 배웠구나!

신입

선배님, 역시!
뒤에서 role-play 부탁드립니다!

카리스마
선배

그래 그래, 검사 후에도 물론 추후관리하고.
너, 일전에 재활치료 후에 B님을 간호사실에 모시고 와서
"여기서 기다리세요"라고 말했다면서.
그 경우, "여기가 괜찮으시겠어요? 아니면 방이 괜찮으시겠어요?"
라고 선택하실 수 있게 했어야지.
어디에서 기다리는가는 B님 자신이 선택해야 돼.
선배를 보고 좀 배우도록.

선배

저, 그게 카리스마선배님.
실은 B님에게 "여기서 기다리세요"라고 말한 간호사, 전데요…

자료 21. 의사소통의 포인트

- 낮은 목소리로 천천히 부드럽게 얘기한다.
- 눈을 보고 얘기한다. 웃는 얼굴로 대한다.
- 손을 잡는다, 부드럽게 몸을 흔드는 등의 터치를 이용한다.
- 보청기의 사용, 필담, 물건을 보여 주는 등 의사소통의 방법을 연구한다.
- 자기선택이 가능한 의사소통의 지원을 명심한다.
- 자존심에 상처를 주는 말을 하지 않는다.
  (예 : 잊어버렸어요?, 실패예요, 또 똑같은 말을 하시네요, 거짓말이지요, 안돼요, 깨끗이 해야지요)

비약물적 접근❷ 삼가할 마(魔)의 3 lock

 선배
저기, A님은 보행장애가 있지?

 신입
네.
그런데 혼자서 침대에서 내려 오시려고 하세요.
"위험하니까 내려오지 마세요."라고
그때마다 말씀드리고 있기는 해요.

 선배
확실히 A님이 혼자서 걷는 것은 위험하지만
'~하지 마세요'라고 금지하는 것은
가능한 삼가는 것이 좋아.

 신입
'금지'하지 않고, 옆에서 보고만 있을 수는 없어서요.
위험하다고 생각해서, 그만….

 선배
A님을 위해서 그러는 거겠지?
하지만 금지나 지시어는 '마(魔)의 3 lock' 중의 하나니까,
주의해야 돼(p69 자료 22).

 신입
마(魔)의 3 lock?

 선배
설사 나쁜 뜻이 아니더라도,
환자의 기능저하나 증상을 악화시킬 수 있는 행위야.
'speech lock', 'physical lock', 'drug lock'의
3종류가 있어.

 신입
제가 A님에게 한 것은 speech lock…?

예를 들어, A님이 화장실에 가려고 하시는데 말이야.
간호사가 못하게 하거나
화장실에 가고 싶다는 것을 말로 못하면,
실금을 할 수 밖에 없겠지.
그게 A님의 자존심이나 존엄성에 상처를 주게 되는 거야.

게다가 똑같은 일이 반복되면,
스스로 화장실에 가는 것을 포기해 버리겠네요.

그렇겠지?
그렇게 되면 몸의 기능이 저하되어서
불용증후군이 될 가능성도 있어….

인지장애의 유무와 상관없이,
행동할 때는 반드시 이유가 있어.
우선 그것을 알려고 하는 것이 적절한 지원의 첫걸음이야.
금지나 지시어는 "~입니까?"라는 질문으로 바꾸도록 할 것.

카리스마선배님, 훌륭하신 충고! 그대로 따르겠습니다.
앗, 이런! 그 떡 제 건데요. 드시면 안 돼요!

선배님, speech lock은 좋지 않아요!
"떡이 드시고 싶습니까?"라고 여쭤 보셔야지요~.

자료 22. 마(魔)의 3 lock

- **speech lock** : '넘어지니까 일어나지 마세요' '안돼요'라는 금지나 '넘어지니까 앉아 계세요' '조용히 하세요'라는 지시어를 사용하는 것
- **physical lock** : 신체 억제나 공간구속을 말한다. 섬망이나 행동 심리 증상(BPSD)의 악화로 연결된다. 불용증후군의 위험성도 있다.
- **drug lock** : 부적절한 약물사용에 의한 진정을 말한다. 불용성 증후군이나 폐렴 등의 합병증으로 연결된다.

비약물적 접근❸ 링거의 자기발거를 방지하는 연구

 신입

선배님, 아까는 감사했습니다.
A님의 링거가 빠지기 전에 알아차려서 다행이었어요.
어제까지는 이런 일이 없어서 깜짝 놀랐어요.

 선배

A님이 건강해졌다는 것이지!
하지만 앞으로는 링거를 놓는 방법을 연구해봐.
그러기 위해서 우선 간호사가 해야 할 것은?

 신입

예, 'A님의 기분을 살필 것'입니다!
'아프겠구나' 또는 '줄이 팔에 매달려 있어서
귀찮겠구나'라든가?
어쩌면 입원해 있는 것조차 이해하지 못하고,
모르는 장소와 사람들에게 둘러싸여 있는 것이
불안하실 지도 모르겠어요.

 선배

A님의 상태를 잘 살펴보고, 그 상황에 따라서 대처해야 돼.
예를 들어, 팔에 줄이 늘어져 있는 것이 싫다고 하는 경우
링거줄을 소매 속으로 감추거나,
링거대를 보이지 않는 곳에 옮겨 놓는 것이
효과적인 경우도 있어.

 카리스마
선배

사고방지를 위해서는 링거를 낮에 놓는 것이 좋아.
지켜보는 사람이 많으니까.
링거 놓는 법을 연구해 봐도 효과가 없을 때는
의사나 약제사와 상담해서, 경구섭취나 근육주사로
변경할 수 있는지를 검토해 보는 것도 중요해.

(p202 링거발거를 방지하는 방법 참조)

비약물적 접근❹ 낙상(轉倒)을 방지하는 연구

신입

선배님, A님의 침대에 설치되어 있는 장치는 뭐에요?

선배

그건 '이상(離床)센서'야.
환자가 침대 끝으로 간 것을 감지하면 간호사 콜을 하는 거야.

신입

왜 센서를 설치한 거예요?

선배

A님은 자립심이 강하셔서 혼자 화장실에 가고 싶어 하셔.
근데, 보행이 불안정해서 혼자서 침대에서 내려오시거나
걷는 것이 위험해.

신입

그렇구나! 침대에서 내려오려는 시점에서 간호사 콜을 하면
바로 도와드리러 갈 수 있겠군요!

선배

비록 낙상을 방지하기 위함이라고 해도,
신체를 구속하게 되면 환자의 생활에 질이 크게 떨어질 거야.
사고나 상해 예방도 중요하지만
신체질환에 대한 치료도 우선해야 하고,
신체를 구속하지 않는 방법으로
안전을 지키도록 최대한 노력해야 돼!

카리스마
선배

해야 할 일이 여러 가지야. 침대에 난간을 설치하거나,
바닥에 충격흡수매트를 깔아 놓거나…!!

신입

위험해요! 카리스마선배님, 조심하세요.
여기는 충격흡수매트가 안 깔려있어요!

(p205 신체를 구속하지 않고 낙상을 예방하는 방법 참조)

비약물적 접근 ❺ 생활리듬을 관리한다

 신입

선배님, A님이 밤에 잘 못 주무시는 것 같아요.
깨어 나시면, 큰 소리로 같은 병실의 환자를 깨우셔서
큰일이에요….

 선배

입원으로 환경이 바뀌어서 그러실 거야.
생활리듬의 혼란은 섬망이나
행동 심리 증상(BPSD)의 출현이나 악화로도
연결되니까 주의해야 돼.

 신입

수면제가 필요할까요?

 선배

수면제는 자지 못해서 환자의 건강이나 생활에 지장을 주는
경우에 사용하는 거야.
간호사나 병원측의 상황에 따라서 복용한다면, 좀 이상하겠지?

 신입

그렇네요! 죄송합니다.

자료 23. 생활리듬을 구성하고 있는 요소

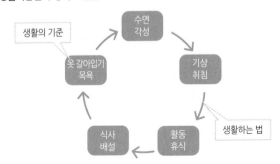

酒井郁子외편, 中島紀惠子·石垣和子감수 : 고령자의 생활기능재획득을 위한 케어프로토콜 제휴와 협동을 위해서,p31,
일본간호협회출판회를 일부 개편

선배 　밤에 푹 자기 위해서는 낮의 일과를 연구하는 것이 중요해.
단순히 '일어나 있는 것'이 아니라 생활리듬을 구성하는요소를
직시하고, 하루의 일과를 고려하는 거야.

신입 　생활리듬을 구성하는 요소라면….

카리스마
선배 　환자의 생활에 반드시 포함되는 것으로 '생활의 기준'이 되는
'기상·취침', '활동·휴식', '식사·배설', '옷 갈아입기·목욕',
'수면·각성'의 5가지 요소야(p72 자료 23).
고려해야 하는 것은 이 요소를 연결하는 시간을
어떻게 충실하게 하는가? 하는 점이야.

신입 　그 시간을 충실하게 하는 것이
생활리듬을 관리하는 것으로 연결되는 거군요?

카리스마
선배 　빙고! 자, 나는 근무 끝!
일과 일을 연결하는 시간을 효과적으로 사용하기 위해서,
오늘은 데이트를 즐겨 볼까나~. 안녕~!

선배 　만면에 미소가 가득해서 안녕~, 이라니….
카리스마선배님, 요소를 연결하는 시간에 너무 충실한 거 아냐~.

자료 24. 생활리듬을 관리하는 포인트

- 생활에 관한 정보를 모은다.
- 조기부터 재활치료에 도입한다.
- 지남력을 알리는 말을 걸거나('아침식사에요') 환경을 정비(달력이나 시계를 놓는다)한다.
- 낮에 햇볕을 쬔다.
- 레크레이션이나 활동을 실시한다.
- 규칙적인 생활을 할 수 있도록 지원한다.
- 야간 수면을 방해하는 요인을 제거 또는 경감시킨다.
- 본인의 능력을 충분히 발휘할 수 있도록 지원한다.
- 항정신병제나 수면제로 과진정이 되지 않았는지 약제를 재검토한다.

비약물적 접근❻ 불안을 경감시키는 연구

카리스마
선배

A님의 침대맡에 사진이 있던데.

신입

입원할 때 손자를 예뻐하신다고 해서
가족들에게 가져오라고 했어요.

카리스마
선배

정보를 제대로 수집했구나. 좋았어!
인지장애 환자는 환경에 적응하거나 스스로 환경을
조정하기가 어려우니까, 주위에서 신경을 써야 해.

신입

가족에게 편지를 쓰게 하거나,
다음 면회 일정을 메모로 남기는 것도
불안을 완화시키는 데에 도움이 되겠지요?
또 환자끼리 친하게 지내거나
가능한 같은 간호사가 담당하거나….

카리스마
선배

공부를 잘 하고 있구나. 다시 봤어!

선배

카리스마선배님, A님의 침대맡에 있는 사진 보셨어요?
애완동물인가? 귀여운 강아지에요!

신입

들켰다! 실은 우리집 강아지 사진이에요!!

자료 25. 생활에 관한 정보수집의 구체적인 예

- 직업
- 취미, 즐거워하는 일, 서툰 일
- 기상·취침이나 식사시간
- 낮의 활동상황
- 데이케어의 이용상황

- 낮잠 습관
- 배설상황
- 목욕습관
- 생활습관
- 안정을 찾는 사물, 에피소드

비약물적 접근 ❼ 신체적 측면의 치료

 신입

선배님, 2~3일전부터 A님이 씻는 것을 싫어하세요.
오늘도 몇 번이나 손을 뿌리치셨어요.

 선배

인지장애 때문에 화를 자주 내시게 된 건가?

 카리스마 선배

너희들, 인지장애 환자의 변화를 전부 인지장애 때문이라고
단정지어서는 안돼!
불온한 상태는 신체적으로 매우 나쁜 상태가 원인인 경우도 많아.

 신입

하지만 입원의 원인인 발의 상처가 순조롭게 회복되고 있고,
특별히 발열 등의 증상도 없어요.

 카리스마 선배

검사 등의 수치에 나타나지 않는 나쁜 상태도 있어.
통증이나 가려움증, 요의나 변의, 피로….
인지장애 환자는 자신의 나쁜 상태를 파악하거나,
말로 표현하기 어렵기 때문에 불쾌감이나 괴로움을
평소와는 다른 태도로 나타내는 경우가 있어.

 신입

그렇구나! 인지장애 때문이라고 단정짓지 말고,
우선 몸의 상태를 체크해야겠군요.
그렇다면 A님의 상태를 다시 한번 보고 오겠습니다!

자료 26. 사정의 포인트

- 탈수, 전해질의 이상, 변비, 발열, 신체증상 (통증, 가려움증 등), 피로, 변비, 약물복용 부작용의 유무 관찰과 사정
- 수분섭취와 배설의 균형
- 활동과 휴식의 균형

비약물적 접근❽ 환자의 능력을 최대한 살린다

 선배

아까 A님이 옷 갈아입는 것을 도와드리고 있던데,
가디건의 단추는 언제나 네가 채워 드리는 거야?

 신입

네. 혼자서는 못 하실 것 같아서.

 선배

인지장애가 있다고 해서 '못할 것이다'라고
단정짓는 것은 좋지 않아.
스스로 할 수 있는 것은 하게 하는 것이 중요해.

 카리스마
선배

인지 기능이 저하되면 못하는 것이 많아지겠지만,
감정은 건강했을 때와 똑같아.
'못할 것이다'라고 앞질러 가는 치료는
환자의 자존감에 상처를 주거나,
자립을 방해하는 수도 있겠지?

 선배

보기에는 못할 것 같은 일이라도
익숙하게 사용해 왔던 도구를 준비하거나,
정말 못하는 것이라도 자연스럽게 지원해 주면
할 수 있는 경우도 있어.

 카리스마
선배

…그렇다면,
다음 주 회의 자료, 둘이서 만들어 볼래?

 신입

음~!? 카리스마선배님 담당인데…?

 카리스마
선배

괜찮아.
못하는 부분은 지원해 줄테니까!

비약물적 접근❸ 팀으로 치료에 임한다

신입

선배님, A님의 치료는 왠지 잘 안되는 것 같아요.
제 나름대로 열심히는 하는데, 언제나 불안해 하시는 것 같고
요 며칠은 식욕도 떨어지셔서….

선배

큰일이네. 하지만 너무 무리하지 마.

신입

하지만 제가 제대로 해야….

선배

열심히 하는 것도 중요하지만 일을 혼자서 떠안아서는 안돼.
인지장애 환자의 케어는 여러 스텝이 서로 협력해서 하는 거야.

카리스마
선배

우리들 간호사가 언제나 정보를 공유하는 것도 그 때문이야.
누구나 할 수 있는 것과 하지 못하는 것이 있잖아.
모두가 그것을 서로 보충하면서,
팀으로서 보다 나은 케어를 제공하는 것이 중요한 거야.

선배

간호사 이외의 스텝과의 협조도 중요해!
내일 A님에 관해서 여러 직종의 스텝과 컨퍼런스가 있잖아.
환자를 잘 아는 간호사를 중심으로 컨퍼런스를 하는 것은
보다 나은 케어를 하기 위해서니까,
식사 건은 영양지원팀과 상담해 보면 어떨까?

신입

예 그렇게 하겠습니다. 겨우 안심했어요.
앞으로 어려운 일은 팀동료와 상담하도록 하겠습니다.
선배님, 잘 부탁드립니다!

선배

어~, 어려운 상담은 카리스마선배님께!

제4장

왜? 어떻게 한다?
인지장애 환자의 행동을
이해하고 치료하자!

낙상을 방지하기 위해서는
'움직이려는 이유'에
관심을 가져야 합니다.

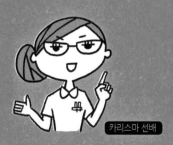

카리스마 선배

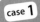

척추압박골절로 입원중인 A님 (88세, 여성), 알츠하이머형 인지장애

신입

선배님, 죄송합니다.
어제 밤 A님이 침대맡에서 넘어지셨어요.
다행히 다치진 않으셨어요.
입원했을 때부터 많이 움직이고 가만히 계시지를 않으세요.
하루 종일 자다 깨다를 반복하셔서
소등 후에도 신경써서 상태를 지켜보고 있었는데….

선배

척추압박골절로 입원하신 A님,
인지장애가 있는 분이지?
주의깊게 상태를 지켜보는 거 외에도
낙상을 예방하는 방법에 관해서 생각해 봤어?

신입

예. "위험하니까 움직이지 마세요"라고, 몇 번이나 부탁드렸어요.
A님이 그 때마다 "알겠다"고 하시는데,
조금 지나면 또 일어서려고 하시는 거예요.

선배

A님이 그렇게 말리는데도 왜 일어서려고 하시는지,
생각해 봤어?

신입

음~.
A님은 자신이 입원한 것도 모르시는 것 같고,
이것저것 질문해도 정확히 대답하지 못하시고….
얘기하는 동안에도 침대에서 내려오려고 하시면서
차분히 계시지 않아요.

선배　혹시 A님 입원한지 3일째인가?

 신입　앗! 혹시,
환경의 변화와 관계가 있는 걸까요?

 선배　누구나 갑자기 생활하던 장소가 바뀌면
불안해지는 거야.
게다가 인지장애가 있는 A님의 경우,
입원을 이해하고 마음의 준비를 하는 것도 어렵기 때문에
많이 당황하셨을 거야.

 신입　그렇겠네요.
제가 A님이 넘어지거나 침대에서 떨어지면 어떡하나 하는
불안한 생각 때문에
움직이는 것을 말릴 생각만 하고,
'왜 움직이려 하시는지' 이유까지는
생각하지 못했어요.

 선배　익숙하지 않으면 누구라도 그럴 수 있어.
하지만 설사 인지장애인 사람이라도
행동에는 반드시 이유가 있어.
A님에게는 입원에 의한 불안에다가,
압박골절로 인한 ADL의 저하나 통증도 있었을거야.
그러니까 더욱 더 안정할 수 없었던 거야.

 카리스마
선배　인지장애가 있는 환자의 낙상에는
여러 가지 요인이 관련되어 있어.
근력저하나 신체적인 고통,
그것을 호소할 수 없는 답답함….

신입
인지 기능의 저하 이외에,
신체증상이나 심리적 요인도 관련되어 있군요.
확실히 스스로 할 수 있다고 생각했는데,
신체기능이 따르지 못해서 넘어지는 경우도 있겠어요.

 선배
게다가 인지장애인 사람은
자신의 몸 상태를 정확히 인식하지 못하니까,
'걷는 것이 위험하다'는 자각을 하지 못해.
그래서 다칠 수도 있는데
혼자서 화장실에 가려는 환자가 적지 않아.

 신입
그러고 보니
자기 전에 화장실에 한번 갔다 왔으니까
괜찮겠다고 생각해서, 그 다음에는 물어보지 않았어요.
혹시 A님이 화장실에 가시려고 했거나,
목이 말라서 물을 드시려고 한 건지도 모르겠어요.

 카리스마
선배
행동과다는 말이지,
기억장애나 지남력장애라는 인지 기능 증상에
심리적·신체적 요인이나 환경이 추가되어 일어나는 경우가 많아.
그러니까 행동과다의 증상뿐 아니라,
환자의 상태나 환경에도 눈을 돌려서 원인을 재검토해 봐야 돼.

 신입
네! 앞으로 그렇게 하겠습니다!

 선배
좋은 마음가짐이야.
그럼 우선,
어제 카리스마선배님이 야단친 이유를 재검토해 보도록!

(p205 신체를 구속하지 않고 낙상을 예방하는 방법 참조)

낙상의 위험이 있는데 침대에서 내려오려고 한다

 간호사의 기분

- 입원해서 안정을 취하지 않고 일어났다 앉았다 해서 매우 위험하다.
- 낙상 등의 사고가 일어나면 큰일이므로, 언제나 조마조마하다.
- '움직이지 마세요'라고 해도 말을 듣지 않는다.
- '알았다'라고 대답만 하고 또 바로 움직이려고 해서 대처하기가 힘들다.

 환자의 기분

- 입원해서 환경이 바뀌니까 불안하다.
- 허리가 아파서 움직이기가 힘들고 계속 같은 자세로 있는 것이 힘들다.
- 빨리 혼자서 움직이고 싶다.
- 혼자서 화장실에 가고 싶은데 어디인지 모르겠다.

인간중심·돌봄의 시각에서

❶환자가 안심할 수 있는 연구를

과다행동에 관해서는 본인에게 의사를 확인하고 대응해야 합니다. '그 사람이 하는 행동이나 말에는 모두 잠재적 의미가 있다'고 파악하는 것이 중요합니다. 표정이나 동작에 주의를 기울이고, 의사나 고통을 잘 표현하지 못하는 환자의 메시지를 인식하도록 노력합니다.

❷낙상의 예방대책을 세운다

각 병원의 '낙상 사정' 등에 근거하여 대책을 세웁니다. 구체적인 방법을 스텝이나 가족에게도 어필해서 모두가 환자의 안전을 지킵니다.

❸기초질환을 고려한다

인지장애 중에서도 특히 루이소체형 인지장애는 파킨슨 증상을 나타내므로, 낙상으로 인한 사고발생이 많다고 합니다.

❹낙상이 많은 장소·원인을 파악한다

낙상이 많은 장소의 제1위는 '병실', 뭔가 하려는 목적의 제1위는 '배설'이라고 합니다(※). 병실의 환경정비, 배설패턴의 파악, 배설행동의 관찰 등, 환자의 행동을 예측하는 지원방법을 연구합니다.

※국립장수의료연구센터의 조사

배설간호에는
사전설명과 수치심에 대한
배려를 충분히 합니다.

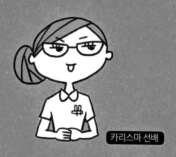

카리스마 선배

case 2 기저귀교환을 싫어하며 간호사를 때린다

흡인성 폐렴으로 입원중인 B님 (76세, 남성), 루이소체형 인지장애

 선배   어머? 손등에 상처가 났네. 왜 그랬어?

 신입   기저귀를 갈 때 B님한테 꼬집혔어요.

 선배   B님은 흡인성 폐렴 치료로
입원하신 분이지? 인지장애가 있으셔?

 신입   네. 루이소체형 인지장애에요.
낮에는 부축해서 화장실에 가는데,
밤에는 요실금 때문에 기저귀를 사용하고 계세요.

 선배   그런데 B님은 기저귀 가는 것을 언제나 싫어하셔?

 신입   싫어하시는 경우가 많아요.
큰 소리로 화를 내시고 손을 때리거나 꼬집으니까,
B님의 기저귀 갈 때 좀 힘들어요.

 선배   음. 그 기분 알지.
근데 B님은 왜 그러시는 걸까?

 신입   음~. 기저귀 가는 것이 싫으니까요.

 선배   그렇지. 싫은 것을 하니까 자기도 모르게 손이 나가지.
그런 B님의 기분을 이해할 수 있겠지?

신입
하지만 선배님, B님이 싫어해도
기저귀를 안 갈 수는 없잖아요.
그러면 불결하고,
무엇보다도 B님 자신이 기분 나쁠텐데요.

 선배
물론 그렇겠지.
그러니까 B님이 싫어하지 않게 가는 방법을 생각해 봐.

 신입
처음에는 꼭 "B님, 기저귀 갈겠습니다"라고
말을 했어요.

 선배
그럴 때 B님의 반응은?

 신입
특별한 반응을 보이지 않는 경우가 많아요.
B님과는 의사소통을 하는 경우도 있지만,
못하는 경우도 많아요.

 선배
하지만 대화로 의사소통을 못하는 것과
말을 걸어도 전혀 반응을 하지 않는 것은 좀 다르지.
B님이 주무시고 계셨을 수도 있고,
본인에게 말을 건 것을 몰랐을 수도 있어.
결국, 지금 기저귀를 간다는 말이
제대로 전달되지 않은 것 아냐?

 신입
그런가….
만일 주무시고 계실 때에 갑자기 이불을
들추면, 누구라도 깜짝 놀라겠지요.
게다가 갑자기 기저귀를 갈기 시작하면,
화가 나는 것도 당연하겠어요.

선배

케어 전에는 제대로 설명한 후,
환자의 동의를 구한 다음에 하는 것이 기본이야.
만약 충분히 의사소통을 하지 못한다고 해도,
설명을 생략해서는 안돼.
환자에게 전달하는 방법을 연구해 봐.
동의를 얻고 나서 케어를 하면,
B님이 갑자기 손을 꼬집는 일도 줄어들지 몰라.

 카리스마 선배

특히 배설을 보조할 때는 수치심에 대한 배려도 중요해.
인지 기능이 떨어져 있는 분이라도,
감정은 건강했을 때와 똑같거든.
'부끄럽다'는 기분이 들지 않게 하는 것을 잊지 않도록.

 신입

네. 다음에는 확실히 설명한 후에 하겠습니다!

 카리스마 선배

하지만 환자가 잠에 취해 있는 경우도 있고,
환각이나 망상이 있는 분이라면,
열심히 설명해도 이해하지 못하는 경우가 있으니까.
아무리 해도 손찌검을 할 때는 무리하게 혼자 케어하지 말고,
자신의 몸도 다치면 안되니까 서슴지 말고 도움을 청하도록.

 신입

네. 아무래도 제가 B님에게 경계심을 갖게 한 것 같아요.
어쩌면 B님은 저를 버릇없는 간호사라고
생각할지도 모르겠어요….

 선배

걱정마! 앞으로는 너하고는 다른,
매우 우수하고 뛰어나게 눈치 빠른 내가 간호할 테니까!

 신입

…좀 화가 나지만, 잘 부탁드립니다.

기저귀 교환을 싫어해서 간호사를 때린다·꼬집는다

 간호사의 기분

- 왜 케어를 거부하는 것일까?
- 환자를 위해서 갈아 드리는 건데.
- 맞거나 꼬집히는 게 아파서, 이 환자 기저귀는 갈기 싫어.

 환자의 기분

- 갑자기 뭐하는 거야!
- 누가 덮치는 건가. 내 몸은 내가 지켜야지.

인간중심·돌봄의 시각에서

❶ 환자의 동의유무를 확인한 후에 한다.

환자가 흥분하게 되면 간호사도 흥분하게 됩니다. 우선은 마음을 차분히 가라앉힙니다. 그리고 케어를 할 때는 우선 상대의 의사를 확인하고 동의를 구한 후에 하도록 명심합니다. 아무 것도 모른 채 누가 몸을 만지면 불안해지므로, 환자의 상태에 맞추어 의사소통을 시도합니다.

❷ 환자와 자신의 입장을 바꾸어 본다.

배설을 돕는 과정에서 수치심을 느끼지 않도록 하는 방법을 연구합니다. 기저귀를 벗기면 타월을 대어 음부를 감추거나, 주위에 다른 사람이 있는 것을 고려합니다. 또한 환자만 알 수 있도록 목소리의 톤을 낮추거나, 몸짓으로 표현하는 등의 방법도 검토해 봅니다.

❸ 무리하게 혼자 하지 말고, 도움을 청한다.

의사소통이 어려워서 설명해도 손찌검을 할 때는 환자의 흥분이 가라앉을 때까지 시간을 두고 지켜 봅니다. 바로 해야 하는 경우는 도움을 청하여 안전하게 합니다. 무리하게 하면 환자도 싫어하고, 간호사도 상처를 입는 등 양자 모두 힘들어집니다.

링거줄 등은
환자가
신경쓰지 않도록 처리하고,
자기발거를 방지합니다.

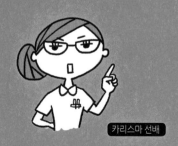

카리스마 선배

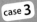 **case 3** 장착한 링거나 산소를 스스로 빼 버린다

폐렴으로 입원중인 C님 (87세, 여성), 알츠하이머형 인지장애

 카리스마
선배

아까 C님이 링거줄을 스스로 빼 버렸다고 했어.
사고가 일어나기 전에 C님에게 특이한 행동은 보지 못했어?

 신입

낮에는 안정되어 계셨는데….
그러고 보니 주사 부위를 긁고 계셨어요.
통증이나 이물감, 반창고 때문에 가려웠을지도 모르겠어요.

 카리스마
선배

빼기 전에 줄 상태는 어땠어?

 신입

폐렴으로 입원하셔서 응급외래에서 온 상태 그대로 셨어요.

 카리스마
선배

C님은 인지장애가 있어서 치료받고 있다는 사실을
인식하지 못할 수도 있어.
스스로 빼는 것을 방지하는 방법을 생각해 봐. 자, 좋은 방법은?

 신입

음~ 그러니까, C님이 만지지 못하도록 링거줄을
등쪽으로 돌리거나, 링거대를 침대 머리쪽으로 옮겨서,
C님이 보지 못하게 한다거나….

 선배

일어나려고 할 때에 몸이 땡기는 느낌이 싫을 수도 있어.
조금 움직일 수 있도록 줄을 여유있게 연장해 놓거나?

 카리스마
선배

좋아. 다음부터 실천하도록!

(p202 링거발거를 방지하는 방법 참조)

장착한 링거나 산소를 스스로 빼 버린다

 간호사의 기분

- 환자가 스스로 링거를 빼버리다니, 믿을 수 없어.
- 아프지 않나?
- 놀랐지만, 사고로 연결되지 않아서 다행이다.

 환자의 기분

- 팔이 아픈 것 같이 욱신욱신 거리는 이상한 기분이 든다.
- 움직이고 싶은데 팔이 땡겨서 잘 움직일 수 없다. 도대체 어떻게 된
  거야.

인간중심·돌봄의 시각에서

❶ 환자의 시야에서 줄이 보이지 않게 한다.

줄이 보이면 신경이 쓰이므로, 소매입구에서 소매 속을 지나서 등쪽으로 돌리는 등의 검토를 해 봅니다.

❷ 링거대의 위치를 옮긴다.

링거대는 환자의 머리 뒤쪽으로 옮겨서 환자의 눈에 띄지 않게 합니다.

❸ 사람의 눈이 많은 낮에 실시한다.

자기발거를 하기 전에 알아챌 수 있도록, 많은 스텝이 볼 수 있는 낮에 링거를 놓는 편이 안정적입니다.

❹ 경구섭취의 가능성을 검토

링거가 아니라, 경구섭취로 바꿀 수 있는지의 여부를 의사나 약제사와 함께 검토합니다.

큰소리에는
원인에 따른
비약물적 대응을
우선합니다.

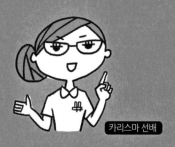
카리스마 선배

오른쪽 대퇴부 경부골절로 입원중인 D님 (82세, 남성), 알츠하이머형 인지장애

 선배

골절로 입원한 D님은 개인병실로 옮기셨네.

 신입

네. 알츠하이머형 인지장애가 있는 분이라 큰소리를 내서,
같은 병실 환자들이 괴롭다고 하셔서요.

 선배

그래. 하지만 우선 비약물적 대응을 시도해 봐야 하지 않을까?
약물요법이 필요한 경우는 아무래도 좋아지지가 않아서,
환자의 QOL을 유지할 수 없는 경우야.

 신입

그렇군요. 근데 D님은 왜 큰소리를 내는 걸까요?
혹시 통증 때문인가?
통증 호소는 없었다고 하던데….

 선배

인지장애가 있으면 말을 잘 하지 못하게 되고,
자기표현능력이 저하되는 수가 있어.
통증을 호소하는 수단이 큰소리를 내는 방법밖에 없었을
가능성도 있어.

 신입

그렇군요. 그럼 통증을 적당히 조절하면
큰소리도 없어지겠네요?

 선배

음~ 글쎄? 통증 이외의 요소도 관련되어 있지 않을까?
입원이나 수술에 대한 불안이라든가….
참고로, 화장실은 어떻게 하고 있어?

침대 위에서 보세요.
그러고 보니, 큰소리가 나서 상태를 보러 가면
배뇨를 한 적도 있었어요.

갑자기 침대위에서 일을 보라고 하면, 누구라도 어려울 거야.
지금까지 하던 거와 너무 다르기 때문에
어찌해야 좋을지 몰랐을 거야.

그러네요. D님, 혼란스러워서 누군가 와 주기를 바랐던 걸까요?

설명을 들었어도,
간호사 콜하는 방법을 몰랐을 수도 있고 말이야.
그래서 난처했을 때,
사람을 부르려고 큰소리를 낸 건지도 모르지.

큰소리를 내는 경우에는 다른 시점에서 원인을 찾아
봐야 해. 청력은 물론, 시력이 저하된
경우에도 소리가 커질 수 있거든.
그래서 감각기능의 사정이 중요한 거야.

인지장애가 있다고 해서, 아무거나 인지 기능의
저하로 결부시켜서는 안되겠네요.

자료 27. 약물요법을 시행할 때의 주의점

- 행동 심리 증상에 약물을 사용하는 경우는 적합한 목표설정과 사정이 필요하다.
- 예를 들어, '큰소리가 전혀 나지 않게 한다'는 목표를 세우게 되면 과잉투여로 연결될 수 있다. 어느 정도 큰소리는 그 분의 개성·에너지로 파악하고, 비약물적 개입과 병용하여 약물을 조정하는 것이 중요하다.
- 큰소리가 나도 수용하는 환경을 마련하고, 환자의 기분에 맞춤으로써 약물에 너무 의존하지 않도록 한다.

카리스마 선배

그렇지. 물론 신체질환의 확인도 잊지 않도록.
골절환자라면 통증에 신경이 쓰이겠지만,
호흡곤란이나 복통 등 다른 상태도 간과하지 않도록 할 것!

 선배

같은 자세로 있기가 힘들고, 기저귀가 더러워져 있는 등의
불쾌감이 원인인 경우도 있어요.
또 실온이나 조명, 주위의 소리 등이 자극이 되는 수도….

 신입

고려해야 할 것이 많네요.
하지만 실제로 큰소리를 낼 때는 어떻게 대응하면 될까요?
말을 걸어도 대답하지 않고.

 카리스마 선배

그냥 부르는 것이 아니라,
시선을 맞추면서 침착한 소리로 이름을 불러 봐.
몸도 주의를 끌어서 만지면 불안을 완화시키는 데에
효과적일 수 있어.

 선배

외로움이나 불안해지지 않게 환경에 익숙해질 수 있도록
돕는 것도 중요해.
꾸준히 의사소통을 하거나
가능하면 레크레이션으로 친해진다든가.

 신입

네, 선배님. 해 보겠습니다!
우선 의사소통하는 연습을 가르쳐 주세요!
음~ 그러니까, 시선을 맞추고 터치하면서….

 선배

뭐야 갑자기 남의 팔을 잡고 얼굴을 빤히 쳐다보면서….
그렇게 빤히 보니까 무서워!
너무해!

주야를 불문하고 큰소리를 낸다

 간호사의 기분

- 제발 큰소리를 내지 말았으면 좋겠다.
- 다른 환자에게 폐가 되니까 공동병실에 있는 것은 무리다.
- 도대체 왜 큰소리를 내는지 모르겠다.

 환자의 기분

- 하고 싶은 것, 해 주었으면 하는 것이 있는데, 간호사 콜하는 방법을 모르겠다. 누가 도와주었으면 좋겠다.
- 내가 어디에 있는지도 모르겠고, 불안해서 누가 와 주었으면 좋겠다.
- 막연히 외롭다.
- 환각이나 망상이 있다.

인간중심·돌봄의 시각에서

❶ '환자를 위한 케어'를 중요하게

큰소리는 환자뿐 아니라 간호사에게도 스트레스가 됩니다. 큰소리가 나지 않게, 치료를 원활하게 하려는 간호사의 기분도 결코 악의가 있는 것이 아닙니다. 단 효과를 즉시 확인하려고 하다 보면, 누구를 위한 케어인지 알 수 없게 되는 경우가 있다는 점을 잊지 않기 바랍니다.

❷ 큰소리를 메시지의 하나로 받아들인다.

큰소리를 낼 수 있다는 것은 에너지가 있고, 의사표현도 가능하다는 것입니다. 그 메시지를 받아들이고 대처함으로써 큰소리를 줄일 수 있습니다.

❸ 의사표출능력을 이끌어내는 노력을 한다.

환자의 큰소리에 간호사가 너무 지나치게 반응하면, 환자의 의사표출능력이 저하되어, 큰소리가 지연되는 경우가 있습니다. 자기 일을 스스로 할 수 있게 되거나, 의사를 다른 형태로 전달할 수 있게 되면 큰소리가 작아질 수 있습니다. 항상 환자의 의사를 확인하는 자세로 환자의 의사표출능력을 이끌어내는 것이 중요합니다.

섬망은
발생의 유무를 확인하고
조기종식과
중증화 예방을 위한
치료를 합니다.

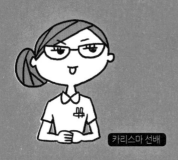

카리스마 선배

섬망에 의한 행동장애

심부전 때문에 응급입원중인 E님 (82세, 남성), 알츠하이머형 인지장애

 신입

선배님, 아까는 감사했습니다.
E님의 상태가 갑자기 이상해져서, 어찌해야 좋을지 몰랐어요….
어떻게 섬망인 줄 아셨어요?

 선배

네가 안 것은 어떤 증상이었어?

 신입

산소와 링거를 스스로 빼 버리고,
불안한 모습으로 침대 아래를 들여다보거나
이불을 젖히고 계셨어요.
이름을 부르면 대답만 한 채
이쪽은 돌아보지도 않고 돌아다니기만 하셔서.

 선배

섬망의 정의를 기억하고 있어?

 신입

네. '뇌기능의 실조로 일어나며
주의장애를 수반한 가벼운 의식혼수가 있는
증후군'이었어요.

 선배

잘했어. 그리고 하루 중에서
증상의 변화를 볼 수 있는 것도 섬망의 특징이야.
E님의 경우, 저녁식사 전에는 어떤 상태였지?

 신입

인지장애는 있지만 대화가 가능했고
요의도 전할 수 있었어요.

선배

그렇지. 근데, 그리고 나서 불과 몇 시간 만에
갑자기 아까 같은 상태가 됐잖아.
눈을 번뜩이면서 시선이 불안해 보이던데,
환시가 있었을지도 모르겠어.
침착하게 관찰하면
섬망의 전형적인 증상이 보이는 것을 알게 될거야.

신입

죄송합니다. 호흡이 얕고 빨라지면서 청색증도 나타났어요.
심부전이 있어서 빨리 안정을 취하고
산소를 흡입해야 한다는 생각에 애가 타서.

선배

무리도 아니지. 심부전이 있어서 산소화가 나빠지면 섬망이
생기기 쉽거든. 그러니까 섬망을 예방하기 위해서는 전신상태를
안정시키는 것이 중요해.

자료 28. 섬망 케어의 구조

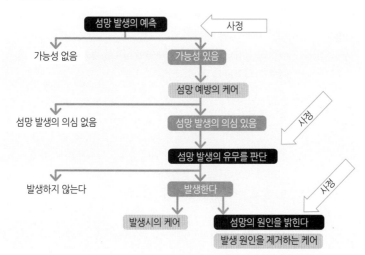

—瀨邦弘외 감수 : 섬망-즉시 발견하여 즉시 대응!p.55,照林社,2011을 일부 개편

신입
근데 섬망을 일으키게 되면
어떻게 대응해야 되지요?
제가 "산소를 들이마시세요", "침대에 누으세요"라고 해도,
E님은 흥분만 하셔서요.

 선배
강한 어조로 지시하거나, 어수선하게 반복하는 것은 역효과야.
느긋한 어조로 침착하게 대처하면 돼.

 카리스마
선배
본인이 보는 것이나 느끼는 것을
이해하는 것도 중요해.
좀 전에는 "조금 피곤하실테니 앉으세요"라고 했지?
그리고 상냥하게 손을 잡고 주의를 끌면서,
정면에서 눈을 보며 말을 걸었잖아. 정말 잘 대처했어.

 선배
감사합니다!
자, 신입은 나를 보고 잘 따라 하도록.

 카리스마
선배
이런, 너무 잘난 체 하지 말고!
섬망이 나타났을 때는 몸에 이변이 일어날 가능성도 있으니까,
제대로 사정을 할 것. 다음은?

 선배
음~ 그러니까….

 신입
앗, 알았습니다! 낙상예방을 위해 주의깊게 상태를 보고
침대에 이상센서도 설치합니다.
또 깨어나면, 화장실에 모시고 갑니다!

 카리스마
선배
정답! 선배간호사, 신입을 보고 배워야겠네!
(p207 섬망을 예방하는 방법 참조)

섬망으로 인한 행동장애

 간호사의 기분

- 환자에게 무슨 일이 일어나는지 모르겠다.
- 자신이 무엇을 해야 하는지 모르겠다.
- 환자의 몸이 걱정되어 빨리 안정을 취했으면 좋겠다.

 환자의 기분

- 여기는 어디? 여기에서 무엇을 하고 있는 거지?
- 허전하고, 불안하다.
- (환시, 환청 등으로) 무섭다.
- (환시로) 뭔가 있다. 벌레?
- 몸이 괴로운데, 어떻게 해야 하지?
- (링거나 모니터 등) 이것은 뭐지? 성가시다.
- 뭔가 이상하다.

인간중심·돌봄의 시각에서

❶ 섬망의 발생을 예측

고령자나 인지장애 질환이 있는 환자는 섬망고위험자로서,
입원초부터 섬망예방의 케어를 실시합니다.

❷ 섬망의 발생 유무를 판단

환자가 '여느 때와 다른' 상태임을 알게 되면, 사정 양식(p106 자료 29)에
따라서 섬망의 발생 유무를 판단합니다.

자료 29. 섬망의 사정 양식

1) 질문식 : 인지 기능의 측정
- 하세가와(長谷川)식 인지장애 스케일 (HDS-R)
- 미니멘탈테스트 (MMSE)

2) 관찰식 : 행동의 관찰
- 섬망 screening tool (DST)
- 일본어판 혼란·착란 스케일 (J-NCS)

3) 질문·관찰병용식 : 진단보조
- 섬망평가척도 98년 개정판 : DRS-R-98
- ICDSC : Intensive Care Delirium Screening Checklist
- CAM-ICU : The Confusion Assessment Method for the Intensive Care Unit

❸ 섬망의 원인을 명확하게

섬망을 야기하는 '준비인자' '촉진인자' '직접인자'에서 판단합니다(p49
자료 13참조).

❹ 환자의 언동을 이해한다.

치료를 우선하기 쉬운데 먼저 환자의 언동을 이해하고,
지시적 언행이나 행동의 억제는 삼갑니다.

식사·약의 복용을
무리하게 강요하지 말고
'잘 먹을 수 있는'
방법을 연구합니다.

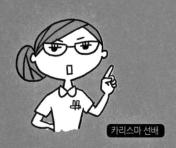

카리스마 선배

식욕부진·탈수로 입원중인 F님 (84세, 여성), 알츠하이머형 인지장애

선배님, F님의 식사를 도와드리는데 드시려고 하지 않으세요.
약도 복용하셔야 하는데, "나중에 먹을게"라고 말씀만 하시고요.

F님은 식욕부진과 탈수로 입원하신 분이네.

네. 연하기능에는 문제가 없어요.
전혀 드시려고 하지 않는데,
시장하지 않으실까요?

그럴 수도 있지.
그 밖에 무슨 이유가 있을까?

병원 음식이 싫다거나?

음…. F님의 인지 기능은 어때?

알츠하이머형 인지장애가 있어요.
앗! 어쩌면 제가 권하는 것을
음식이라고 인식하지 못하는지도 모르겠어요.
그렇다면, 우선 "이것은 식사입니다"라고
알려드려야 할 것 같아요.

입원 전에 F님이 어떤 식으로 식사를 하셨는지
가족에게 물어 봤어?

예. 숟가락을 사용해서 스스로 잡수셨다고 해요.
…그렇구나! 제가 입까지 대 드리지 말고
F님이 스스로 잡수시도록 도와 드리는 편이
좋았을지도 모르겠어요.

 그렇지. 숟가락과 식기를 스스로 들고
손으로 잡거나 드실 수 있게 하는 게
더 나았을 거야.

 좋았어!
근데 선배님, 약은 어떡하지요?

 지금까지는 어떻게 했어?

 처음 식사하실 때 밥에 섞어 드렸어요.

 뭐라고? 약을 밥에 섞었다고?

 섞지 않을게요! 식후에 물로 드시게 하겠습니다!

 약을 섞으면, 밥이 맛없어지잖아?
F님도 마찬가지야.
식사의 처음에 약이 들어간 쓴 밥을 드시게 했다면
더 이상 드시고 싶지 않으시겠지?

 …….
F님께 죄송한 짓을 했어요.
갑자기 밥에 섞지 말고, 제대로 설명할 걸 그랬어요.
하지만 설명해도 안되면?

카리스마
선배

그 때는 약의 복용 시간을 바꾸거나,
의사와 상담하여 약의 형태를 바꿔보는 방법은 어떨까?
또 정말 필요한 약인지 검토해 볼 필요도 있어.
아무래도 음식에 섞어야 하는 경우는
전체적으로 섞지 말고
1~2스푼 정도만 섞거나, 식사를 싫어하지 않는
다른 방법을 검토해 보도록!

신입

지금 상태로는 링거도 빼지 못하니까
조금이라도 식사를 하거나 약을 복용했으면 좋겠는데
오히려 F님이 더 싫어하게 돼 버렸어요….

카리스마
선배

간호사로서 드셨으면 좋겠다고 생각하는 것은 당연하지.
하지만 무리하게 강요하는 것은 금물이야.
환자가 화를 내거나 폭력을 휘두르거나
음식을 거부하는 것이 더 악화될 수가 있으니까.
게다가 불안이나 기분장애가 겹치면,
'곤란한 지경에 처해 있다'는 망상 등으로
연결될 수도 있어.

신입

예. 다음 식사 때는 스스로 드실 수 있도록 권해 보겠습니다.
약에 관해서도 제대로 설명하겠습니다!

선배

식사보조는 끈기 있게 해야 돼.
먹는 순서를 생각하느라 시간이 걸릴 수도 있지만,
초조해 하지 말고.

카리스마
선배

그렇지. 사태를 파악하는 데에 시간이 걸리는 후배를 지켜보는
나처럼, 차분히 기다리는 것도 중요해!

case 6 정리

식사나 약의 복용을 거부한다

간호사의 기분

- 식사를 하지 않으면 링거도 뺄 수 없고 퇴원도 할 수 없는데, 조금이라도 드셨으면 좋겠다.
- 약도 처방되어 있어서, 제대로 드셔야 하는데.

환자의 기분

- 입가에 갖다 대는 것이 무엇인지 모르겠다.
- 무엇인지 모르는, 이상한 맛이 나는 것을 먹었다.
- 음식이라는 것은 알겠는데, 먹는 법을 모르겠다.

인간중심·돌봄의 시각에서

❶ 식사방법을 검토한다

적절한 대화나 환자에게 맞춘 간호를 하도록 명심하고, 먹는 법을 모르는 경우에도 차분히 지켜봅니다. 빨리 먹거나 목이 막힌 경우에는 작은 식기에 나누어 줍니다. 작은 숟가락을 사용하는 방법 등을 검토합니다.

❷ 약은 식사와 따로 먹는 것이 기본

내복약에 관해서는 제대로 설명하고, 식후에 복용하도록 명심합니다. 물로 먹는 것이 어려워서 젤리나 식사에 섞어서 먹는 경우에는 1~2숟가락 정도의 양에 섞습니다.

❸ 깨어있는 것을 확인한다

약의 부작용 등으로 각성상태가 좋지 않은 경우는 식사시간을 변경하여, 확실히 깨어 있을 때에 식사를 권합니다.

❹ 환경을 정리한다

주의력이 산만하여 식사를 제대로 하지 못하는 경우도 있습니다. 식사에 집중하지 못할 때는 침착하게 먹을 수 있도록 환경을 정리합니다.

❺ 식사·내복약에 관한 정보를 수집한다

싫어하는 것이나 약이 섞인 것을 처음 입에 넣거나 식사보조를 하는 타이밍이 좋지 않은 이유 등으로 식사를 하지 않는 경우가 있습니다. 좋아하는 음식이나 싫어하는 음식, 약을 먹는 타이밍, 복용방법 등에 관해서 가족에게 물어보는 것도 중요합니다.

❻ 의사와 상담하여 복용약을 정리한다

환자에 따라서 약을 쉽게 먹는 타이밍이 다릅니다. 환자의 몸의 상태나 습관에 맞추어, 약의 종류나 용법을 의사와 상담합니다.

귀가욕구에 대해서는
환자의 기분에
맞추는 치료를 우선합니다.

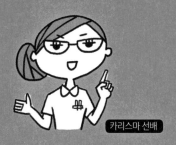

카리스마 선배

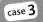

case 3 "집에 가고 싶다"고 반복해서 호소한다

심부전 악화로 응급입원중인 G님 (86세, 여성), 알츠하이머형 인지장애

 신입

오늘 입원하신 G님,
아까 깨어나면서부터 계속 "집에 가고 싶다"면서 돌아다니세요.
입원중이시라고 설명해 드렸는데도 이해를 못하시는 것 같아요.

 선배

심부전으로 응급입원하신 분 말이지? 가족들은?

 신입

G님이 자고 있는 동안에 집에 돌아가셨어요.

 선배

그건 좀 잘못했네. 환자가 이해하지 못한 채로 가족 없이 혼자
있으면, 방치되었다고 느낄 수 있어.
이런 부정적인 감정이 불안이나 시기심, 의심으로 연결되서
결국 귀가요구로 발전되기도 해.

 신입

죄송합니다. 주무시길래 이제 괜찮겠지 생각하고….

 선배

인지장애가 있으면, 입원한 이유를 이해할 수 없거나 입원한
것을 잊어버릴 수 있어. 게다가 G님의 경우,
호흡이 괴로운 신체증상도 겹쳐서 불안이 더 커졌을 것이고,
자고 일어난 후에는 기억이 더 혼란스러워지기 쉽거든.
참고로 입원해 있는 사실은 어떤 식으로 설명했어?

 신입

음~, 우선, "G님은 입원하셨어요"라고 말씀드렸어요.
그래도 G님이 집에 가시겠다고 해서,
"오늘은 아직 가실 수 없어요"라고….

선배

음. 퇴원할 수 없는 것은 사실이지만,
갑자기 바뀐 현실에 직면하면
환자가 '종잡을 수 없는 기분'이 되지 않겠어?

신입

그렇구나! 이해해 줄 사람이 없다고 생각하면,
'집에 돌아가고 싶은' 기분이 강해지겠네요.
'가족이 없어서 허전해요' '빨리 돌아가고 싶어요'라고
할 수 밖에 없겠네요….

카리스마
선배

귀가욕구에 대해서는 위로하거나 설득하지
말고, 환자에게 공감하는 것이 중요해.
안심하고 마음을 열게 되면,
대화 중에 귀가하고 싶은 이유나
동기를 알게 될 수도 있어.

신입

네. 하지만 지금 어디에 있는지는 어떻게 설명하면
좋을까요? "입원하셨어요"라고
분명히 말씀드려도 이해를 못하세요.

선배

중요한 것은
'환자가 이해를 못하면, 설명하지 않은 것이다'라는 점이야.
들어도 바로 잊어버리는 분에게는 반복해서 전달해야 돼.
들은 것을 이해하지 못하는 경우는
표현을 바꾸어 설명하거나,
종이에 적어서 보여드리는 방법이 있어.

카리스마
선배

생활 속에서 날짜나 시간, 지금 어디에 있는지 등을
자세히 하면 조금씩 이해하게 될 수도 있어.
이런 방법을 '24시간 리얼리티 오리엔테이션'이라고 해.

신입
내일부터 가능한 해 보겠습니다.
그 밖에 G님을 안정시키는 요령이 있습니까?

 선배
가능하다면 가족과 전화로 얘기하게 하는 건 어떨까?
기분전환이 효과적인 경우도 있으니까
몸상태가 좋아지면,
다른 환자들과 얘기할 기회를 만들어 보는 것도 좋아.

 카리스마 선배
귀가욕구는 관계방식 연구 등의
비약물요법으로 개선하는 것이 기본이지만,
신체증상이 치료에 영향을 미치거나
환자의 QOL이 저하될 때에는
약물요법이 필요한 경우도 있어.
하지만 약을 사용하는 경우도 반드시 비약물요법을 계속할 것!
동시에 약물요법의 효과를
확실히 평가하는 것도 중요해.

 신입
아, 그렇구나!
"곧 가족이 오실 거에요"라고 하면 안심하시겠지요?

 선배
아니, 안돼.
임시방편으로 거짓말을 하는 것은
환자와의 신뢰관계를 무너뜨릴 뿐이야.

 신입
그렇겠군요….
어제 선배가 작업을 도와주겠다고 하고서 도와주지 않았을 때
저도 '선배도 믿지 못하겠네'라고 생각했었어요….

 선배
앗~? 미안! 깜빡 했어~.

case 7 정리

"집에 돌아가고 싶다"며 반복해서 호소한다

간호사의 기분

- 입원해 있는 것을 이해했으면 좋겠다.
- 위험하니까 돌아다니지 않았으면 좋겠다.
- 스스로 입원했는데 왜 이해하지 못하는 것일까.
- 가족이 오면 좋을텐데.

환자의 기분

- 여기가 어딘지 모르겠다. 불안하다.
- 왜 여기에 있는지 모르겠다.
- 아는 사람이 하나도 없다. 내가 있을 곳이 아니다.
- 가족에게 버림받았다.
- 식사하고 싶은데(배가 고프다).
- 아이를 집에 두고 왔다.
- 화장실에 가고 싶다(집에서 보고 싶다).
- 저녁때라 일도 끝났고 돌아가야 한다(직장이라고 착각).

인간중심·돌봄의 시각에서

❶ 돌아가고 싶은 기분이 드는 것은 당연

귀가욕구가 드는 것은 '여기가 자신의 집이 아니다'라는 것을 알고 있는 것입니다. 자택이 아닌 곳에 있기 때문에 돌아가고 싶은 마음이 드는 것은 당연합니다.

❷ 설명을 알기 쉽고, 끈기있게 한다.

입원해 있으니까 '치료나 검사를 하는 것은 이해하고 있을 것이다'라고 단정지을 것이 아니라, 환자에게 알기 쉬운 말로 설명하여 이해를 시키는 것이 중요합니다.

❸ 전달법을 연구한다.

말로 설명해도 이해하기 힘든 경우는 써서 전달하거나 제시하는 등의 방법도 효과적입니다. 간호사 이외의 다른 분의 설명이 효과적이라면 의사나 약제사, 치료요법사 등 다른 직종의 스텝에게 협력을 구합니다. 또 가족으로부터 편지 등으로 전달하게 하는 것도 좋은 방법입니다.

❹ 한 사람의 환자에게 집중한다.

인지장애 케어는 단시간에 효과가 나타나는 것이 아닙니다. 하지만 조금만 시간을 들여서 돌보거나, 일시적으로 집중하여 한 사람과 마주하다 보면 개선되는 경우도 많습니다. 우선 체온검사 시, 담당하는 환자만을 생각하며 케어합니다.

반복하여 묻는 것은
환자가
'걱정하고 있다는 것'입니다

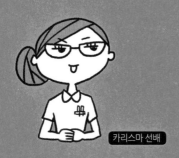

카리스마 선배

case 8 같은 것을 몇 번씩 물어본다

식욕부진으로 입원중인 H님 (78세, 남성), 알츠하이머형 인지장애

 선배

음~그러니까, 오늘이 무슨 요일…

 신입

수요일이에요, 수요일! 25일 수요일!

 선배

아~ 깜짝이야. 혼잣말이었는데, 그렇게 빨리 대답하다니!

 신입

놀라게 해서 죄송합니다.
요즘 제가 날짜와 요일에 완전 집중하고 있거든요.
H님 병실에 가면, 하도 반복해서 물으셔서요.

 선배

그렇구나! H님 덕분이었구나.

 신입

H님은 왜 날짜에 집착하는 것일까요?
제 대답을 기억하지 못하는 것은
인지장애로 인한 기억장애 때문이겠지요.
근데, 날짜만 물어보는 게 이상해요.

 선배

H님의 입장에서는 날짜나 요일이
'걱정되는 일'이 있어서 아닐까?

 신입

그러고 보니 H님은 몸이 편찮으시기 전까지
쭉 자영업을 하셨다고 해요.
일을 하던 습관으로,
날짜나 요일이 걱정되는 걸지도 모르겠네요.

선배

그럴지도 모르지. 참고로 H님이 반복해서 날짜를
물어보셨을 때 어떻게 대응했어?

신입

물으실 때마다, "25일 수요일입니다"라고
날짜와 요일을 말씀드렸어요.

선배

합격! 앞으로도 예의바르게 대처하도록.
몇 번씩 물어보게 되면
"조금 전에 말씀드렸는데"라고 짜증이 나겠지만,
기억장애가 있는 H님으로서는 매우 알고 싶은 중요한 거야.
그러니까, 대충 대처하지 않도록 주의할 것.

신입

네. 하지만 몇 번씩이나 같은 질문을 하시니까,
좀 피곤해서요.

선배

그렇겠지. 그렇다면 대답하는 법을 바꿔 보면 어떨까?

신입

바꿔 보면…

선배

오늘이 며칠이냐고 물으셨을 때
"25일입니다"라고 대답하면, 거기서 대화가 끝나 버리겠지.
근데, 예를 들어 "25일이네요. 그러고 보니,
오늘 점심에는 죽순밥이 나오겠네요"라는 식으로
한마디씩 더 얘기하다 보면
그것을 계기로 화제가 바뀌지 않을까.

신입

역시 선배님이셔!
H님의 흥미를 날짜 이외의 것으로
돌려 본다는 말씀이군요?

선배
그렇지. 시간이 허락하면 산책을 하거나
환경을 바꾸어 보는 것도 좋고.

 카리스마 선배
그렇지. 또 H님이 알고 싶은 날짜나 요일을
말 이외의 방법으로 알려 드리는 것도 생각해 봐.

 신입
음~? 말 이외의 방법이라면?

 카리스마 선배
기억장애가 있는 분에게
말로 뭔가를 전달하는 것에는 한계가 있겠지?
하지만 '보는' 것으로, 납득하거나 기억에 남는 경우도 있어.
H님이 날짜를 물어보시면
구두로 대답만 하지 말고,
함께 달력을 보는 것은 어떨까?

 신입
아! 즉시 해 보겠습니다!
그렇지. 이 탁상달력의 날짜를
H님과 함께 매일 지워가기를 해 볼까?

 카리스마 선배
좋은 생각이네.
내일부터 시도해 봐.
그리고, 자, 이거. 너희 두 사람에게.

 선배
뭔데요, 이 메모는? '책상 위는 정리정돈'?
'사용한 자료는 제자리에 되돌려 놓는다'?
'선배님에 대한 존경과 감사와 숭배와 찬사를 잊지 않는다'?

 카리스마 선배
몇 번이나 말했는데 기억하지 못하는 것 같아서, 써 놓은 거야.
그쪽 벽에 붙이고, 매일 보도록!

같은 것을 몇 번씩 물어본다

 간호사의 기분

- 조금 전에도 같은 질문에 대답했는데 또 대답해야 한다.
- 기억도 못하면서 자꾸 물어보지 않았으면 좋겠다.
- 같은 것을 반복해서 물어보니 지겨워진다.

 환자의 기분

- 오늘 날짜와 요일을 알고 싶다.
- 오늘이 며칠인지 정확히 몰라서 불안하다.

인간중심·돌봄의 시각에서

❶ 묻는 말에 제대로 대답한다.

환자가 몇 번이고 묻는 것은 본인이 '알고 싶은 것'입니다. 같은 질문이 반복되는 경우라도 질문에는 그때마다 성심껏 대답하는 것이 중요합니다.

❷ 성실하게 대응한다.

질문을 무시하거나 적당히 대답하는 것은 환자의 자존심에 상처를 줍니다. 질문을 받는 쪽에서는 반복되더라도 기억장애 환자로서는 매번 처음 질문이라는 점을 잊지 말 것.

❸ 전달하는 방법을 검토한다.

쓴 것을 보이거나 예정표를 함께 확인하는 등 구두 대답 이외의 방법도 생각합니다. 환자가 납득하여 기억에 남기 쉬운 방법을 찾아봅니다.

❹ 흥미나 관심을 다른 곳으로 돌린다.

질문에 성실히 대답한 후에 환자의 흥미나 관심을 다른 곳으로 돌리게 합니다.

불면치료는
하루주기 리듬
(Circadian·Rhythm)의
조정을 중시합니다.

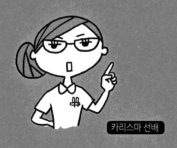

카리스마 선배

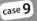

case 9 밤에 잠을 못 자서 생활의 리듬이 흐트러졌다

왼쪽 만성경막하혈종으로 응급입원중인 I님 (87세, 남성), 알츠하이머형 인지장애

 신입

선배님, I님은 오늘도 아침식사를 안 드셨어요.
이대로는 재활치료도 할 수 없고 불용증후군(disuse syndrome)
이 되면 어떡하지요?

 선배

I님은 어제도 수면제를 드셨어?

 신입

예. 안주무실 때는
언제나 침대에서 내려오시려고 해서 위험해서요.
의사선생님 지시대로, 11시에 수면제를 드시게 했어요.

 선배

약을 드신 다음날 아침에는 항상 어떤 상태야?

 신입

10시경까지 주무세요. 늦잠을 주무셔서 아침식사도 못하시고,
그 후에도 꾸벅꾸벅 졸고 있는 경우가 많아요.

 선배

고령 환자는 수면장애를 일으키기 쉬워. 자, 그 이유를 말해 봐!

 신입

우선, 몸의 질환 등이 있으면 수면이 방해받기 쉽습니다.
낮에 활동이 적거나 뇌의 기질적 변화 때문에
생체시계도 흐트러지기 쉽고,
항상성 유지기구나 생체시계기구도 잘 활동하지 않게 됩니다!

 선배

아니, 이렇게 완벽한 대답을!?
…이라고 생각했더니, 메모를 봤구나!

신입
선배님께서 물어보실 것 같아서
수면장애에 관해서 예습했어요.
I님의 경우는 입원이나 수술로 생긴 생활의 변화가
수면장애의 원인이 되었을까요?

 선배
그렇지. I님의 생활리듬을 깨뜨린 원인이 무엇인지
사정 (p209참조)해 보면 어떨까?
우선 생활을 기록하여, 수면·각성패턴을 분석하는 거야.

 신입
분석은 어떻게 하면 되는데요?

 카리스마
선배
수면시각이 일정한가, 낮에 주무셨는가
정해진 수면시간은 어느 정도인지 등을
기록해서 파악하는 거야.
다음에 수면·각성패턴에 영향을 미치는 원인을 찾는 거지.

 신입
원인…. 통증이나 가려움증은 없을 거예요.
기분이 나쁘다든가?
심전도 모니터가 걱정이 된다든가?
앗! 화장실에 가고 싶으셨던 걸까요?

 카리스마
선배
그럴 가능성도 있지.
자기 전에 화장실을 다녀오면, 안심하고 잘 수도 있어.

 선배
그리고 아침에 일어나지 못하는 것도 걱정이에요.
약 효과가 남아있는 게 아닐까요?

 카리스마
선배
그렇지. 고령자는 약의 대사가 저하되는 탓에,
효과가 늦게 나타나거나 오래 지속되는 수도 있으니까.

4

왜? 어떻게 한다? 인지장애 환자의 행동을 이해하고 치료하자!

신입

그렇구나!
수면제의 종류나 복용시간을
의사선생님과 약제사에게 상담해 보겠습니다.

 카리스마
선배

수면제를 복용하지 않는 선택사항도 있어.
편안한 잠을 자기 위해서는 하루주기 리듬(Circadian·Rhythm)을
조정하는 것이 중요해.
낮에는 밝은 햇빛을 듬뿍 쬐거나,
열심히 활동하게 하는 것도 명심하도록.

 선배

I님은 경막하혈종으로 다리에 마비가 있으니까
재활치료에 관해서는 의사선생님과 상담해 보는 것이 어때?
퇴원 후 생활과도 관련되고,
재활치료를 하면 입원생활에도 탄력이 생기니까.

 신입

네. 그리고 I님이 식사를 충분히 드시지 않는 것도 걱정이에요.
이 상태로는 탈수나 저영양 상태가 될 수도 있어서,
건강해지시기 힘들 것 같아요.
수액의 필요성에 관해서도 의사선생님께 여쭤 보겠습니다.

 카리스마
선배

좋은 생각이네.
불면의 원인뿐 아니라,
몸의 상태에도 세심한 주의를 기울여서,
적절한 케어를 하는 것이 중요해.

밤에 잠을 못 자서 생활의 리듬이 깨졌다

 간호사의 기분

- 일찍 잤으면 좋겠는데 안 주무신다.
- 자지 않고 움직이면 침대에서 떨어질 것 같아 걱정이다.
- 스텝이 적은 밤에는 자기 전까지 눈을 뗄 수 없다. 다른 일을 할 수 없어서 곤란하다.
- 밤에 자지 않고 낮에 자는 바람에 식욕도 떨어져서 걱정이다.
- 낮에 잠만 자게 되면 불용증후군으로 진행될 가능성이 있다.
- 몸의 상태가 좋지 않아서 잠을 못 자는 거라면?

 환자의 기분

- 잠이 오지 않는다.
- (몸의 나른함과 침구의 위화감으로) 잠자리가 불편하다.
- 낯선 곳에서 자는 것이 불안하다.
- 소변이 마렵다.
- (링거나 모니터 등이) 불편하다. 성가시다.
- 배가 고프다.
- 목이 마르다.
- (모니터나 간호사 콜 등의) 소리가 시끄럽다.

인간중심·돌봄의 시각에서

❶ 잠을 못자는 원인을 검토한다.

환자의 시점에서 잠을 못자는 이유를 생각해 봅니다. 조명이나 소리, 낮의 생활 등 외에, '지금은 밤이라 잘 시간'인 것을 인식하지 못하는 경우가 있습니다. 각 환자에 따라서 불면의 원인을 제거하거나 경감시키는 방법을 생각해 봅니다.

❷ 환자의 생활습관을 파악한다.

환자에 따라서는 일 관계로, 야간에 일어나 있는 생활을 오랫동안 계속한 경우도 있습니다. 환자의 생활습관을 파악하여 본래의 생활리듬을 의식한 케어를 명심합니다.

❸ 환자의 생활리듬을 존중하여 불안을 경감시킵니다.

잠이 오지 않을 때에 억지로 자게 하거나 자고 있을 때에 깨우는 것을 중단하는 방법도 있습니다. 수면이나 기상을 강제로 하지 않는 편이 환자에게 안정감을 주어, 불안이 경감됩니다.

❹ 불면이 신체에 미치는 영향을 생각한다.

불면이 환자의 신체나 생활에 미치는 영향을 확인하고 우선해야 할 케어를 생각합니다. 몸의 상태가 좋지 못한 경우에는 주야가 바뀌더라도 수면으로 휴식을 취하는 것을 우선시해야 합니다.

잦은 요의 등의
호소는
불안의 표현이기도 합니다.

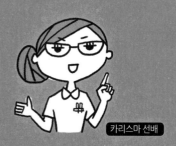

카리스마 선배

요의를 자주 호소하고, 불안해한다

심부전으로 입원중인 J님 (86세, 여성), 알츠하이머형 인지장애

 선배   어머? J님, 또 화장실 가시는거야?

 신입   네. 요의를 느끼시면 "소변"이라고 하셔서,
30분에서 1시간마다 1번 정도로 화장실에 가십니다.
실제로 가면 나오지 않는 경우도 있지만….

 선배   화장실에 다녀오신 후에는 어떠셔?

 신입   잠시동안은 가만히 계시는데
조금 지나면 다시 "소변" 하시는 거에요.

 선배   그 때마다 화장실에 모시고 갔어?

 신입   네. 그래도 안정이 되지 않으세요.
"조금 전에 다녀오셨잖아요"라고 해도
듣지 못하고, 모시고 가지 않으면
휠체어에서 일어나서 걸어가시려고 하세요.

 선배   J님의 배뇨패턴은?

 신입   2시간마다 1번씩 가세요.

 선배   그럼, J님이 말씀하시기 전에
미리 화장실로 모시고 가면 되겠네.

신입 그렇겠네요! 해보겠습니다.

 카리스마 선배 요의를 호소할 때 J님은 어떤 상태야?

 신입 어떤 상태라니…?

 카리스마 선배 침착하지 못하고, 안절부절하지 않으셨어?
심각한 얼굴을 하고 말이야?

 신입 그러고 보니, '소변'이라고 말씀하실 때는
언제나 불안한 듯한 얼굴로 안절부절하셨어요.
화장실에 가고 싶어서 불안해지셨다고
생각했는데….

 카리스마 선배 물론 그럴 수도 있어.
하지만 그 외에 고려해볼 만한 게 없을까?

 신입 J님은 오늘로 입원 5일째….
혹시 익숙하지 않은 환경에서 지내는 것이
불안하신 게 아닐까요?

 카리스마 선배 그렇지. 인지장애가 있으니까
자신이 어디에 있는지 모를 수도 있어.
자신이 어디에 있어야 할지
불안하신 걸거야.

 신입 앗! 혹시 J님이 말하는
'소변'은 '화장실에 가고 싶다'는
의미만이 아니다, 라는!?

4

왜? 어떻게 한다? 인지장애 환자의 행동을 이해하고 치료한다!

선배

그렇구나! 기분을 말로 전달하기가 어려워져서,
불안이나 허전함 등을 '소변'이라는
말로 호소하고 있는 건지도 모르겠네요.

**카리스마
선배**

그렇지. 물론 신체질환으로 인한 빈뇨일 수도 있으니까
사정이 필요해.
하지만 기억장애나 지남력장애가 있으면,
자신이 어디에서 무엇을 하고 있는지
정확하게 인식할 수 없겠지?
그 때문에 불안해져서, 침착하지 못한 행동이 나타날 수 있어.

선배

게다가 자신의 기분을 말로 전달하기가 어려워지면,
J님과 같은 행동 심리 증상(BPSD)이
나타날 수도 있다는 말씀이군요.

신입

우선 J님에게 어려운 일이나 걱정스러운 일이 없는가,
여쭤 보겠습니다.
불안감이 적어지면, '소변'이라는 호소가 줄어들지도 모르겠어요.

**카리스마
선배**

중요한 점은, 우선 J님의 욕구를 충족시킬 것.
그러니까 '소변'이라고 호소하면 화장실로 모시고 가면서
J님의 언동을 잘 관찰해서
'소변'이라는 말의 내면에 있는 본심을 파악할 것. 그리고…,
응? 잠깐, 갑자기 왜 안절부절 못하는 거야?
사람 말을 끝까지 잘 들어야지!

신입

물론, 듣는데요!
근데 카리스마선배님
그 전에 잠깐 화장실에 다녀와도 될까요?

자주 요의를 호소하며, 침착하지 못하다

간호사의 기분

- 또 '화장실'? 조금 전에 금방 갔다 왔는데,
- 화장실에 가서도 보시지도 않으면서, 짜증이 난다.

환자의 기분

- 여기는 대체 어딜까?
- 가족들은 어디에 갔나? 큰일났네..

인간중심·돌봄의 시각에서

❶ 본인의 의사를 존중하면서 배설보조를 한다.

우선 본인의 호소에 귀를 기울이고, 욕구를 충족시키도록 합니다. 자신의 의사가 존중되지 않으면, 혼란의 원인이 되거나 BPSD가 악화되기도 합니다. 또 혼자서 화장실에 가다가 넘어지는 등의 사고가 일어나기도 합니다. 배뇨를 하든 하지 않든 '화장실에 갔다'는 것만으로 욕구가 충족되어서 안정되는 경우도 있습니다.

❷ 배뇨패턴을 관찰한다.

기록을 하여 배뇨패턴을 파악합니다. 여기에 맞추어서 '소변'이라고 호소하기 전에 화장실로 유도함으로써, 안정되기도 합니다. 또 '소변'이라고 말하기 전후의 행동을 관찰하면, 화장실 유도의 타이밍을 쉽게 알 수 있습니다.

❸ '소변'이라는 말의 내면을 생각한다.

화장실로 모시고 가도 허탕을 치거나, 화장실에 다녀온 후에도 불안해하는 경우는 환자의 호소가 정말 요의 때문이었는지를 생각해 봅니다. 인지장애가 있으면 자신의 의사를 전달하기가 어려워집니다. 그 때문에 불안한 기분이나 곤란한 일 등을 전달하는 수단으로 '소변'이라고 말하는 경우도 있습니다.

❹ 신체질환의 사정도 동시에 한다.

변비나 발열 등의 신체상태가 좋지 않아서 불안해지는 경우도 있습니다. 빈뇨인 경우 잔뇨는 없는지, 요의 성상은 어떤지 등 비뇨기계의 관찰이 필요합니다. 필요에 따라서 의사에게 진찰을 의뢰합니다.

성적 행동장애는
자존심을 배려한
치료를 명심합니다.

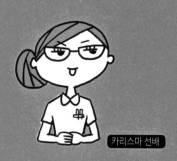

카리스마 선배

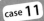
폐렴으로 입원중인 K님 (89세, 남성), 뇌혈관성 인지장애

 신입

선배님, 잠깐 괜찮을까요?
인지장애가 있는 K님 말인데요,
화장실에 모시고 가거나 활동을 도와드릴 때에
자꾸 몸을 만지시는 거에요.
어떻게 대처해야 할지 모르겠어요.

 선배

그거 참 곤란하네. 인지장애의 행동장애 중의 하나이기 때문에
무조건 화를 낼 수도 없고 말이야.

 신입

맞아요. 근데, 어제는 나도 모르게 "그만하세요!"라고
큰 소리를 내고 말았어요.
그랬더니 K님이 "못된 것 같으니라고"라면서 화를 내고,
흥분하시더라고요.

 선배

비명을 지르거나 시끄럽게 하면 오히려 환자가 흥분하게 돼.

 신입

고령자의 성에 관해서 공부는 하고 있지만
막상 부딪히게 되니까 대처하기가 어려워요.
잘 처리하는 방법이 있을까요?

 선배

포인트는 너무 부정적이지 말 것과,
K님의 자존심을 손상시키지 않는 것이야.
나라면 "용무가 있을 때 이름을 부르시면 도와드리겠습니다.
만지면서 부르시지 않아도 괜찮아요"라고 말했을거야.

카리스마 선배 갑작스런 경우에 능숙한 처리법을 익혀두면서 K님의 행동의 이유를 생각해 보는 게 중요해.

인지장애인 경우,

K님과 같은 행동은 성적인 욕구라기 보다

'자기를 알아주었으면 좋겠다'

'사람들로부터 인정받고 싶다'는 생각이나

불안·불만 등에서 일어나는 경우가 많아.

신입 K님은 입원 3일째니까

아직 새로운 환경이나 병원 스텝과도

친하지 않거든요.

불안이나 불만이 있는 것도 무리는 아니네요.

카리스마 선배 하지만 불안이나 불만 등의 마이너스 감정이

원인이라고는 할 수 없어.

사람을 사랑하고 싶다거나

귀여워하는 기분의 표현으로서,

이성과의 스킨십을 원하기도 해.

그러니까 K님의 상황이나 기분을 제대로 파악한 후에

적절한 대책을 강구해야 돼.

신입 대책이라니, 예를 들어 어떤 거 말씀이세요?

카리스마 선배 우선 환자에게 정신적인 안정을 취하게 할 것.

가족과 정기적으로 면회를 하게 하거나

레크레이션 등으로 기분전환을 시키든가.

방을 변경해서 환경을 바꾸거나

동물요법(animal therapy), 원예요법, 음악요법 등이

효과적인 경우도 있어.

K님과 천천히 얘기해 보는 것도 좋지 않을까?
추억을 얘기하다가 행동장애를 이해할 힌트를 찾게 될 수도 있고,
즐겁게 얘기를 나누다보면 신뢰관계도 두터워지고
긴장을 풀고 안정된 분위기가 되면
'몸을 안 만지셨으면 좋겠어요'라고 스스럼없이
말할 수도 있을거야.

그렇지. 하지만 그때는 설득하는 것이 아니라,
K님이 납득하는 것이 우선이야.

'설득'이 아니라 '납득' ….
예, 알겠습니다!

그리고 복용 내용을 체크해 보고.
L-도파나 D2 아고니스트라는
항파킨슨병제에는
성적 욕구를 항진시키는 작용이 있어.
경우에 따라서는 약의 종류를 의사선생님과
상담해 볼 수도 있어.

지금 바로 할 수 있는 것은 1대1의 케어를 삼가하는 거야.
앞으로 K님의 케어는 나와 함께 하도록!

감사합니다!
K님, 손녀가 2명이나 생겼다고 좋아하실지도 모르겠어요.
아니, 손녀가 2명이 아니라, 나는 손녀고 선배님은 딸이 되려나?

그만해. 나도 손녀할거야.
딸로 보이는 것은 카리스마선배님 정도…앗!

case 11 정리

성적 행동장애가 있다

간호사의 기분

- 고령자의 성은 머리로는 이해하고 있지만, 대처하기가 힘들다.
- 몸을 만지거나 하는 것이 조금 무섭다.

환자의 기분

- 오늘은 귀여운 손녀가 함께 있다(간호사를 손녀라고 생각한다).
- 상냥해서 기분이 좋다.

인간중심·돌봄의 시각에서

❶ 성에 관한 케어는 '자존심의 케어'

인지장애인 고령환자의 성적 욕구 및 그에 따르는 행동장애에 필요한 것은 행동 그 자체에 대한 케어가 아니라, 환자의 자존심을 지키는 케어입니다. 다른 케어와 마찬가지로 비밀성을 없애고, 긍정적으로 파악하는 것이 중요합니다.

❷ 행동장애의 배경에서 대책을 강구한다.

인지장애가 있는 고령자의 성적 행동장애는 단순히 성적 욕구가 높아져서가 아니라, '자신을 이해해 주기 바라는' 정신적인 욕구나 현재의 환경에 대한 불안이나 불만이 원인으로 생기는 경우가 대부분입니다. 또 '사람을 사랑하고 싶다'는 능동적인 욕구의 발현으로서, 이성과의 스킨십을 원하는 경우도 있습니다. 그 때문에 환자의 정신상태나 환경을 충분히 고려한 후에 해결책을 강구해야 합니다.

❸ 다양한 형태의 성의 존재를 인식한다.

'성에 관한 의논을 어디까지 냉정하고 객관적으로 할 수 있는가' '성적 행동장애에 어떻게 대처해야 하는가?'에 관해서는 케어를 하는 측의 가치관이나 경험, 지식에 따라서 판단·허용기준이 크게 달라집니다. 다양한 형태의 '성의 존재'를 확인하는 것도 중요합니다.

이식증(異食症)에 대한
대응은
주변의 정리정돈과
불안이나 스트레스에 대한
대책이 기본입니다.

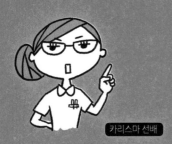

카리스마 선배

신입
아~ 깜짝 놀랐다.
선배님, 조금 전에 L님이 고무밴드를 입에 넣으셨어요.

 선배
입에 넣다니, 무슨 말이야?

 신입
L님은 골절로 입원해 계시는데,
알츠하이머형 인지장애세요.
홀에서 TV를 보고 있는 중에
다른 환자가 레크레이션에 사용한 고무밴드를
갑자기 입안 가득 넣으셨어요.
다행히 바로 알아채서 삼키지는 않으셨지만
처음 겪는 일이라 깜짝 놀랐어요.

 선배
인지장애가 있는 환자에게는 이식증이 날 수가 있어.
앞으로는 L님 주위에
필요 없는 것을 두지 않도록 주의해.

 신입
이식증에는 어떤 것이 많아요?

 선배
입에 넣는 것은 사람마다 다르지만
비누나 지우개, 종이 등을 씹거나
샴푸를 마시려고 한다고 흔히 들었어.

 신입
L님은 배가 고프신 걸까요?

카리스마 선배
그렇지. 우선 식사에 관한 평가가 필요해.
식사섭취량과 소비칼로리의 균형 외에
공복감의 유무, 식사량이나 형태 등도 확인하고.
결과에 따라서 간식을 늘리는 등 검토도 해 보고.

 신입
네. 영양과에도 상담해 보겠습니다.

 선배
근데 이식증의 원인은 공복감뿐이 아니야.
철분이나 칼슘 결핍증이라는 내과적 질환이나
심리·사회적인 요인이 관련되기도 해.

 신입
최근에 가족의 면회가 줄고 있어요.
허전함이나 고독감도 이식증의 계기가 됐을지도 모르겠어요.
가족들에게 면회를 조금 더 자주 해주길 부탁해 보겠습니다.

 카리스마 선배
이식증의 배경에는 정신지체, 뇌종양, 경련성질환 등의
대뇌 장애나 알코올 관련 장애, 우울증,
강박성 장애, 통합성 실조 등의 정신과적 질환이
잠재돼 있는 경우도 있어.
인지장애에 의한 행동장애라고 단정 짓지 말고,
전신상태도 확인해 보도록.

 신입
네. 다음에는 L님의 행동범위를 파악하고,
정리정돈을 잘 하겠습니다.
필요 없는 것은 안 보이는 곳에 수납하도록 하겠습니다.

 카리스마 선배
만에 하나, 이물질을 삼켰을 때는
우선 무엇을 삼켰는지를 확인할 것!
삼킨 것에 따라서 대응이 달라지니까 주의하도록(p146 자료 30).

자료 30. 이물질을 삼킨 경우의 대응

이물질		독성	우유를 마시게 한다	난백을 마시게 한다	물을 마시게 한다	토하게 한다
세제	화장실용, 배수파이프용 곰팡이제거	강	—	—	—	×
	부엌용, 세탁용	중약	○	○	—	○ 대량인 경우
표백제	염색계	강	○	○	—	×
	산소계	중강	○	○	—	×
건조제	생석회	중강	○	—	—	×
	염화칼슘	중약	○	—	—	—
	실리카겔	약	○	—	—	—
담배		중강	—	—	—	○
방충제	장뇌	중강	×	—	○	×
	나프탈린	중강	×	—	○	○
	파라디크롤벤젠	중약	×	—	○	○
의치세정제		중약 강알칼리는 중강	○	—	—	×
화장수		중약	—	—	—	○
향수		중약	—	—	—	○
샴푸		중약	○	○	—	○
방향제		중약 메타놀 함유는 강	—	—	—	—
루즈 립크림		약 칸풀 함유는 중강	×	—	—	×
비누		약	○	○	—	○
유액크림		약	—	—	—	×

● 건전지, 버튼전지 : 식도에 막히지 않았으면 변 속으로 배출되는데, 한 곳에 오래 머물러 있으면, 전지액이 새어나와서, 식도에 구멍이 뚫릴 염려가 있다.
● 크레용, 크레파스 : 1개정도라면 상태를 지켜본다.
● 체온계의 수은 : 2~3일이면 변으로 배출된다.
● 종이물수건, 티슈, 금속류(클립, 치아의 충전물) 약의 시트 : 독성은 없지만, 뾰족한 것은 목구멍이나 내장이 손상될 염려가 있다.
● 단추, 지우개 등의 고형물 : 드물게 장폐색을 일으키는 수가 있다.
● 종이기저귀 : 독성은 없지만, 대량 섭취하면 질식할 염려가 있다.

美濃良夫 : 고령자간호 급변대응메뉴얼,p60,講談社,2007을 일부 개편

자료 31. 긴급을 요하는 이식증의 대응

1) 의식이나 호흡상태를 확인하고, 필요하면 기도확보나 심폐소생을 우선 한다.
2) 구강내의 상태나 토물의 색·내용물·냄새, 주위의 상황(흩어져 있는 용기 등)을 파악하고 무엇을 어느 정도 삼켰는지 확인한다.
3) 무엇을 삼켰는지 모를 때나 독성이 강한 것을 삼켰을 때, 중독이나 질식 증상이 있을 때는 바로 의사에게 연락한다.

case 12 정리

이식증이 보인다

간호사의 기분

- 왜 저런 것을 먹으려는 걸까?
- 무엇을 먹을지 몰라서, 어떻게 대처해야 할지 모르겠다.

환자의 기분

- 왜 내가 먹는 것을 방해하는 걸까?

인간중심·돌봄의 시각에서

❶ 이식을 방지하는 대책을 세운다.

환자 주위를 항상 정리 정돈해서 입에 넣을 만한 것은 눈에 띄지 않게 합니다. 마시면 위험한 세제 등은 자물쇠를 잠그는 곳에 보관합니다.

❷ 환자의 행동을 관찰한다.

환자의 흥미나 기호를 알고 행동패턴을 파악하는 것이 중요합니다. 불쾌감 등 부정적인 감정의 전조나 징후가 없는지 등에 관해서 관찰하며, 팀에서 정보를 공유합니다.

❸ 공복감의 유무나 식사량을 검토한다.

식사섭취량과 소비에너지의 균형이나 공복감의 유무, 식사량이나 형태 등을 평가합니다. 그 결과에 따라서 식사의 내용이나 간식의 선택을 검토하여 환자의 만족감을 높이도록 합니다.

❹ 심리상황, 불안이나 고독감, 스트레스 등의 유무를 확인한다.

환자의 행동에서 정신상태를 추측합니다. 가족과 환자 사이에서 면회에 관하여 조언하거나, 환자의 얘기를 경청함으로써 환자의 스트레스를 경감시키는 것도 중요한 케어의 일환입니다.

❺ 신체의 상태를 체크한다.

신체합병증이나 철결핍·칼슘결핍 때문에 이식증이 나타나는 수가 있으므로 전신상태를 관찰합니다.

환각이나 망상은
부정하지 말고,
환자의 기분에
공감을 나타냅니다.

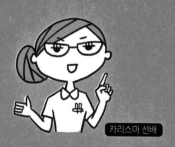

카리스마 선배

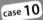
case 10 물건을 도둑맞았다는 망상이 있다

폐렴으로 입원중인 M님 (87세, 여성), 알츠하이머형 인지장애

신입

선배님! 빨간 지갑, 찾으셨어요?

선배

지갑? 못 봤는데.
분실물 신고도 없었고. 잃어버린 분이 계셔?

신입

M님이 '누가 훔쳐갔다'고 하시네요.
전화 걸 때 쓰려고 모아 둔 동전지갑인데,
자신이 둔 곳에 없다고, 도둑맞았다고 하세요.
경찰을 부르겠다고 하시는데 어떻게 할까요?

선배

M님과 같은 알츠하이머형 인지장애라면
환자의 반수 정도에서 망상이 나타나.
그 중에서도 '물건을 도둑맞았다는 망상'이 가장 많아.
원인이 여러 가지라서(p151 자료 32) 대응이 어려워.

신입

M님이 내가 훔친 게 아니냐고 하시는 거에요.
으, 상처 받았어요.

카리스마
선배

상처받는 것도 무리는 아니지만,
입원한지 얼마 안 돼서 불안한 환자의 기분도 이해해야 돼.
우선 M님의 호소에 반론하지 말 것.

신입

근데 M님은 제가 훔쳤을지도 모른다고 생각하시잖아요!?
내가 범인인 척 하라고요…?

선배

설마! 범인이 될 필요까지는 없어.
'큰일을 당했다'는 M님의 기분에
공감을 나타내는 것이 중요하단 말이지.

 카리스마
선배

망상이나 환각은 부정하면 역효과가 나는 경우가 많아.
물건을 도둑 맞았다는 망상도
'지갑이 없으면 불편하시겠어요'라는 식으로 말하면서
함께 찾는 시늉을 하면 안정되는 경우도 있어.

 신입

이쪽이 기분을 맞춰줌으로써 M님의 불안이 줄어드는 거군요.

 카리스마
선배

그렇지. 하지만 인지 기능이나 시력·청력의 저하로 인한 오인이
망상이나 환각의 원인이 되는 수도 있어.
그러니까 안경이나 보청기가 환자에게 맞는지 확인하고
물건을 잃어버렸을 때에 찾기 쉽도록
환경을 정리해 두는 것도 중요해.

 신입

네. 저는 M님과 같이 지갑을 찾아보고 오겠습니다!
어라? 볼펜이 어디 갔지?

 카리스마
선배

책상 위가 지저분하니까 찾기 힘들지!
오늘 중으로 책상 주변을 정리할 것!

자료32. 도둑 맞았다는 망상의 배경이 되는 요인

신체적 요인	시력·청력 등의 5감의 저하 섬망
심리·환경요인	'도둑맞았다'고 오해받기 쉬운 환경(물건을 찾기 힘든 방 등) 소외감 등 보듬기 쉬운 심리환경
정신적 요인	통합실조증이나 기분장애가 혼합되어 있다 인지 기능이 저하되어 있다
약제성 요인	망상을 유발할 가능성이 있는 약제의 영향 (알코올·비합법약제 등)

case 13 정리

물건을 도둑맞았다는 망상이 있다

간호사의 기분

• 망상이나 환각을 호소하는 환자는 어떻게 대처하면 좋을까?

환자의 기분

• 누군가에게 지갑을 도둑맞았다.
• 간호사가 경찰에 신고하면 좋겠다. 신고하지 않으면 내가 직접 해야
  겠다.

인간중심·돌봄의 시각에서

❶ 망상을 부정하지 않는다.

환자가 '곤란에 처해 있다'는 현실에 공감을 나타내고, 뭔가를 찾고 있으면 함께 찾으면서 환자의 기분을 진정시킵니다.

❷ 감정면에 초점을 맞추어 접근한다.

"화나는 일이 많으시지요" "잘 알겠습니다" "곤란하셨겠어요" 등 뭔가를 도둑맞았다고 맞장구치지 말고, 환자의 감정에 주목해서 대응합니다.

❸ 불안이나 공포를 일으키는 요인을 개선한다.

인지능력이나 시력·청력의 저하로 인한 오인을 줄이기 위해 다음과 같은 검토를 합니다.

　· 조명을 조절하여 그림자가 생기지 않게 한다.

　· 필요 없는 물건은 눈에 띄지 않는 곳에 둔다.

　· 벽에 양복을 걸지 않는다(사람이라고 착각하므로).

　· 바닥이나 벽의 모양은 단순한 것으로 하고, 때나 얼룩을
　　제거한다.

❹ 환경에 대한 적응을 지원한다.

병원생활이 익숙해질 때까지 차분히 지원해서 환경변화로 인한 불안이나 스트레스를 경감시킵니다.

제5장

인지장애에 대한 이해를 깊게 하기 위해서

~인지장애의 진단과 치료~

인지장애 진단은 앞으로는 혈액이나 요검사로 가능해지겠지만, 현시점에서는 영상진단과 신경심리검사가 가장 중요합니다.

1) 인지장애의 영상진단

영상검사는 크게 나누어 뇌의 형태를 보는 검사와 뇌의 작용(뇌기능)을 보는 검사가 있습니다.

(1) CT(컴퓨터단층촬영), MRI(핵자기공명영상법)

형태를 조사하는 대표적인 검사로 뇌경색, 뇌출혈, 뇌종양이라는 인지장애 이외의 질환을 확인, 뇌의 위축 정도를 볼 수 있습니다. CT는 대부분의 시설에서 촬영이 가능한 점, 출혈이나 석회화병변을 영상으로 확인하기 쉬운 점이 특징입니다.

MRI는 영상의 묘출력이나 여러 방향에서 촬영이 가능할 뿐 아니라, 오래된 뇌경색과 새로운 뇌경색을 구별하여 묘출하거나(확산강조영상), 뇌출혈만을 묘출하는(T2*법) 다채로운 기능이 있습니다.

통계학적으로 동 연령대의 뇌용량과 비교하여 위축의 정도를 표시할 수 있게 되었습니다(VSRAD). 강력한 자기장을 사용하기 때문에, 페이스메이커나 체내에 금속이 있으면 촬영할 수 없거나 상이 일그러질 수 있습니다.

또 위축이 있다고 해서 바로 이상이 있다고는 할 수 없습니다. 연령과 더불어 위축이 일어나게 되므로 좌우차가 눈에 띌 때, 어느 부위만 극단적으로 위축되어 있는 경우 이외에는 연령을 고려하여 이상여부를 판단해야 합니다.

대부분의 인지장애는 초기에 CT, MRI라는 형태영상에서는 이상이 없는 점도 중요합니다. MRI에 이상이 없다고 해서 인지장애를 부정할 수는 없는 것입니다.

(2) SPECT(단일광전자방사단층촬영), PET(포지트론단층법)

CT나 MRI와 달리 뇌의 기능이나 관류의 결함을 검사하는 대표적인 기능 영상검사입니다. 구체적으로는 방사성동위원소를 투여하여 혈류의 변화를 검사하는 SPECT와 포도당대사의 변화를 검사하는 포도당PET가 있습니다. 포도당PET가 좀 더 예민하게 뇌기능을 반영하지만, 현재 보험이 적용되지 않습니다.

이 기능영상으로 형태영상보다 예민하게 인지장애의 초기변화를 파악할 수 있다는 점이 중요하며, 인지장애의 전단계인 경도인지 기능장애단계부터 이상을 볼 수 있다고 보고되어 있습니다.

(3) MIBG심근신티그래피

본래 심근경색의 진단에 사용해 온 검사로, 심장의 교감신경 활동을 반영하고 있습니다. 루이소체형 인지장애에서는 교감신경의 장애가 일어나므로 이 검사로 심장이 묘출되지 않아서, 다른 인지장애의 감별에 유용합니다.

자료 33·34에 인지장애의 각 유형에 따른 영상의 특징을 정리하였습니다. 이와 같이 영상진단은 인지장애의 유형을 진단하는 데에 중요한 검사법이 되었습니다.

자료 33. 대표적 질환의 영상감별진단의 포인트

	알츠하이머형 인지장애(AD)	루이소체형 인지장애(LD)	전두측두엽 변성증(FTD)	혈관성 인지장애(VD)
MRI, CT	해마, 측두엽의 위축 초기에는 눈에 띄지 않는다	해마, 측두엽의 위축	전두, 측두엽의 위축	양측시상, 측두엽 경색 다발성 피질하 경색
SPECT, FDGPET	두정측두연합영역 후부대상회 설전부(楔前部) 전두엽	두정측두연합영역 후두엽	전두엽 두정측두연합영역 (AD에 비해서 가볍다)	혈관장애의 병소로 일정한 경향이 없다
기타		MIBG심근신티그래피에서 흡수저하		

자료34. 인지장애 각 유형별 전형적인 SPECT

AD 두정측두연합영역① 설전부에서 후부대상회② 전두엽③

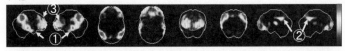

DLB 후두엽① 두정측두연합영역②

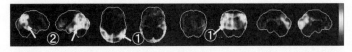

FTD 전두엽① 두정측두연합영역 AD에 비해서 가볍다②

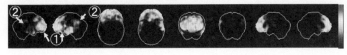

2) 인지장애의 신경심리검사

인지장애의 임상평가의 중심이 되는 것은 각종 임상평가 스케일입니다. 이것은 크게 나누어 1) 인지장애를 스크리닝하기 위한 평가척도, 2) 인지장애의 경과를 보기 위한 평가척도, 3) 인지장애의 징후를 평가하기 위한 척도로 나뉩니다. 각각에 관하여 간단히 설명하겠습니다.

(1) 인지장애를 스크리닝하기 위한 평가척도

테스트식(질문식)에 의한 인지 기능장애의 평가척도가 사용됩니다. 대표적인 검사에 미니멘탈테스트(Mini-Mental State Examination : MMSE), 하세가와(長谷川)인지장애 스케일(HDS-R)이 있습니다 (p196~201 참조).

❶ 미니멘탈테스트(Mini-Mental State Examination : MMSE)

단시간에 행해지며, 사전에 피험자의 정보가 없어도 시행 가능한 점이 특징입니다. 하세가와(長谷川)식과의 큰 차이는 간편한 검사이지만 구성능력이 검사에 포함되어 있어 운동장애가 없는 피험자는 정보가 많아집니다. 이

테스트는 연령과 교육력의 영향을 받지만 세계적으로 널리 이용되고 있으며, 국제적으로 공통적으로 사용할 수 있는 이점이 있습니다. 만점은 30점이며 23점 이하를 인지장애라고 판정합니다.

❷ 하세가와(長谷川)식 인지장애 스케일(HDS-R)

간편하고 용이하며 단시간에 할 수 있어서 피험자에게 주는 부담이 적은 점이 장점입니다. 인지장애 환자는 장시간 집중이 어려워서 이 점이 중요시 됩니다. 또 인지 기능검사의 대부분은 교육력의 영향을 받지만, 이 검사는 교육력의 영향이 적습니다.

그 밖에도 동작성검사가 포함되어 있지 않아서 운동장애가 있는 환자에게도 시행이 가능하다는 점도 뛰어난 점입니다. 단 국제성이라는 점에서는 미니멘탈테스트에 미치지 못합니다. 최고점은 30점이며 20점 이하를 인지장애라고 할 때에 가장 감별력이 높아집니다.

(2) 인지장애의 경과를 보기 위한 평가척도

❶ 알츠하이머병 평가스케일(Alzheimer's Disease Assessment Scale, ADAS)

알츠하이머형 인지장애(AD)에 대한 약제의 인지 기능에 대한 영향을 평가하기 위해서 개발된 검사입니다.

특징은 인지 기능의 경시적 변화에 민감하여 광범위하게 인지 기능을 파악할 수 있다는 점이지만 본래 중증환자를 대상으로 하지 않는 경우도 있어서 중증도 판정이나 인지장애의 여부판정에는 적합하지 않습니다. 검사시간은 45분 정도이며, 동작성검사가 많아서 피험자의 부담이 큰 것이 중증자에게 적합하지 않은 이유이기도 합니다.

연령이나 교육력과는 상관이 없으며, 채점기준도 엄밀하여 검사자간의 편차가 적습니다. 이 때문에 국제적으로 널리 이용되고 있으며, 미국 FDA에서 항인지장애제의 약효를 평가할 때의 검사로 공인되어 있습니다.

(3) 인지장애의 징후를 평가하기 위한 척도
❶ 인지장애의 중증도를 평가하는 척도
ⅰ) Functional Assessment Staging (FAST)

AD의 중증도판정을 목적으로 1986년에 개발되었습니다. 일상적인 여러 가지 생활기능의 장애를 평가하여 종합적으로 병기를 판정하는 것이 목적이며, 전체적으로 7단계로 분류되어 있습니다. 1) 정상 2) 연령상응 3) 경계상태 4) 경도 5) 중등도 6) 약간 고도 7) 고도의 7단계로, 정상부터 경증단계가 상세한 점이 특징입니다. 미니멘탈테스트와 높은 상관을 나타내며 국제적으로도 널리 이용되고 있습니다.

ⅱ) Clinical Dementia Rating (CDR)

이 척도도 1982년에 AD의 병기를 전체적으로 평가할 목적으로 개발되었습니다. 평가하는 대상은 기억, 지남력, 판단력과 문제해결, 사회적응, 가정상황 및 취미관심, 간호상황의 6항목으로 각각 문제 없음 (CDR0), 장애의 의심 있음 (CDR0.5), 경도장애 (CDR1), 중등도장애 (CDR2), 중증장애 (CDR3)의 5단계로 평가합니다.

이 중 사회적응, 가정상황 및 취미관심, 간병상황에 관해서는 가족이나 간병인으로부터 정보를 얻어야 합니다. 검사시간이 걸리는 것이 단점이지만 평가 간의 신뢰성이 높아서 다른 인지장애 평가 스케일과의 타당성도 양호합니다.

❷ 기억장애의 평가척도
ⅰ) 개정판 웨슬러 기억평가척도(Wechsler memory scale-revised : WMS-R)

전검사를 하면 45~60분 정도 걸리며, 가장 상세한 기억검사로 전세계적으로 사용되고 있습니다.

❸ 일상생활의 동작을 평가하는 척도
ⅰ) N식 노년자용 일상생활의 동작능력의 평가척도(N-ADL)

N-ADL에서는 일상생활의 기초적인 동작능력을 1) 보행·기좌, 2) 생활권, 3) 착탈의·입욕, 4) 섭식, 5) 배설의 5항목에 관하여 각 항목을 7단계로 평가

하고 있습니다. 일상생활 동작의 자립도는 판정할 수 있지만 간병의 난이도
는 판정할 수 없습니다.

ⅱ) 인지장애를 위한 장애평가표(Disability Assessment for Dementia :
DAD)

재택의 AD환자를 대상으로 일상생활 동작능력의 장애를 측정하기 위한
척도입니다. DAD는 다음과 같은 다른 ADL평가척도와는 다른 특징을 가지
고 있습니다. 대상자에게 부적당하여 평가할 수 없는 항목은 합계득점을 산
출할 때 사용하지 않아도 됩니다(노년남성에 대한 가사, 노년여성에 대한 차
운전 등).

모든 항목에서 자발성의 장애, 행위·행동의 계획과 순서를 정할 때의 장애,
행위·행동을 효과적으로 할 때의 장애를 확인하기 위한 설문이 있습니다.

검사항목으로는 1) 착의, 위생, 배설, 섭식 등의 기본적 ADL, 2) 식사준
비, 전화, 가사, 금전 취급과 통신 등의 수단적 ADL, 3) 여가활동에 대한 관
심에 따라서 평가되는 활동이 있습니다. 운동장애가 있는 환자에게는 사용
할 수 없지만, 검사시간이 15분 정도로 매우 짧아서 사용하기 쉬운 검사입
니다.

❹ 행동 심리 증상(Behavioral and Psychological Symptoms of Dementia :
BPSD)의 평가

ⅰ) NPI (Neuropsychiatric Inventory)

인지장애의 행동 심리 증상은 간병인의 정보를 기초로 평가합니다. 내용
은 망상, 환각, 우울상태, 불안, 다행, 무위, 탈억제, 이자극성, 이상행동의 10
항목에 관해서 합니다.

ⅱ) Behave-AD (Behavioral Patholoty in Alzheimer's disease)

NPI와 달리 AD의 행동 심리 증상을 평가하기 위해서 개발되었습니다. 망
상, 환각, 행동장애, 공격성, 하루주기 리듬변동, 감정장애, 불안 및 공포의 7
가지 주요항목이 있습니다.

2. 인지장애의 치료

1999년 11월 일본에서 처음으로 AD치료제, 염산도네페질(아리셉트®)이 개발되어, 인지장애에 대한 약물요법의 시대가 막을 열었습니다(p164 자료 35). 인지장애인 것을 알아도 치료술이 없었던 시대에서 바야흐로 인지장애의 병형이나 중증도에 따라 치료방침을 결정해서, 인지장애 환자나 가족을 지도할 수 있는 시대를 맞이하게 되었습니다.

AD의 치료법에는 크게 나누어 약물요법과 비약물요법이 있으며 치료 대상이 되는 증상에는 기억장애, 지남력장애라는 중핵증상, 우울, 환각, 망상, 배회, 간호에 대한 저항이라는 행동 심리 증상이 있습니다. 인지 증상의 병태, 중증도에 따라서 이 2가지 치료법을 병용하여 치료하는 것이 기본적인 치료전략입니다.

또 AD에 한정하지 않고 인지장애 치료에서는 인지장애인 본인뿐 아니라 간병인에 대한 케어·교육도 중요합니다. 그러기 위해서는 인지장애의 정확한 진단과 조기발견, 증상, 중증도의 평가가 절실히 필요합니다.

1) 인지 기능 증상에 대한 약물요법

AD에서는 아세틸콜린(Ach)계의 기능저하로 인지 기능장애가 생긴다는 가설에 기초하여 여러 가지 Ach전달개선제가 개발되었습니다.

Ach전달개선제로는 2011년에 아리셉트에 추가하여 갈란타민(레미닐®), 리바스티그민(리바스타치®, 이크세론패치®)이 발매되고, 현재 164페이지 자료 35에 나타낸 3종류의 약제가 투여 가능합니다. 인지 기능에 대한 이 3종의 효과는 거의 차이가 없다고 합니다.

염산도네페질(아리셉트®)은 가역성 Ach에스테라제 저해제로, Ach에 대한 선택성이 강하여 뇌내이행성이 뛰어납니다. 또 혈장반감기가 50~70시간으로 길고 생물학적 활성이 높아서 1일1회 투여가 가능합니다.

인지장애인 사람은 가능한 투여법이 단순한 것이 바람직하여, 갈란타민(레미닐®)이 1일 2회 이상 투여하는데 비해서 유리하다고 할 수 있습니다.

적응은 당초에는 경도에서 중등도의 AD이었는데, 증상이 악화됐을 때에 100mg까지 증량이 인정되고 있습니다. 심한 부작용이 나타나는 약제는 아니지만 인지장애인 사람은 일반적으로 고령입니다. 증상을 정확히 보고하지 못할 수도 있으므로 간병인에게도 부작용에 관해서 잘 설명하는 것이 중요합니다.

가장 빈도가 높은 것은 소화기계 부작용으로 구역질, 식욕부진 등이 2~3%로 나타납니다. 경도인 경우는 투여를 계속하지만 구토가 보이거나, 고도의 식욕부진에 빠지는 경우는 소량투여부터 개시하거나 중지하는 경우도 있습니다.

소화관출혈의 발생률은 위약군(僞藥群)과 차이가 없지만, 위십이지장궤양의 기왕이나 비스테로이드계 소염진통제를 상시 복용하고 있는 경우에는 주의해야 합니다. 고령자는 심전도블록이 가장 위험한 부작용으로 극단적인 서맥이 되면 페이스메이커가 필요해지는 경우도 있습니다.

2011년부터 이 약제들에 추가하여 글루타민산 수용체의 저해제인 염산메만틴(메마리®)을 사용할 수 있게 되었습니다. 메만틴은 중등도에서 고도인 AD에 사용할 수 있으며, 행동장애나 공격성이 있는 사람에게도 사용할 수 있는 약제입니다.

또 병태개선제로써 새로운 치료제인 개발시험이 국내외에서 행해지고 있습니다. AD의 진짜 발생메카니즘이 밝혀지지 않은 현재에는 진정한 의미의 원인요법이 불가능하지만, 현시점에서는 가장 유력한 아밀로이드가설에 근거하여 아밀로이드β (Aβ) 생산을 억제, 제거하는 치료법이 행해지고 있습니다. Aβ항체나 Aβ백신, γ-secretase저해제에 의한 시험이 개시되고 있지만 현시점에서는 아직 기대할만한 결과가 나와 있지 않습니다.

2) 행동 심리 증상(BPSD)에 대한 약물요법

중기 이후의 인지장애인 사람에게는 인지 기능장애에 추가하여, 감정이나 의욕의 장애, 환각, 망상의 정신증상과 배회, 폭력의 행동장애를 수반하게 됩니다. 이 증상들은 가족의 간병부담을 현저히 증대시켜서 때로는 재택간병을 어렵게 합니다.

BPSD에서는 우선 환경정비, 신체합병증, 약물의 영향을 고려하는데 가족이 병원으로 수진하러 오는 시점은 대개 가정에서의 대처가 어려워진 경우가 많아서 약물요법을 우선 하는 경우도 흔히 볼 수 있습니다. 약물요법 전의 유의사항은 다음과 같습니다.

❶ 증상이 나타나는 것은 일시적이라는 점을 가족에게 잘 이해시킵니다.

❷ 증상이 나타나면 우선 체크하는 것은 신체합병증과 약제입니다. 몸의 통증이나 변비가 되기도 합니다.

❸ 주의해야 할 약제는 벤조디아제핀계 항불안제나 수면제, 항파킨슨병제, 항우울제, H_2차단제, 항히스타민제, 항콜린제, 시판하는 감기약도 주의해야 합니다.

❹ BPSD가 나타날 때에는 전문 간병인의 힘을 빌리는 것이 중요합니다.

❺ 생활상황을 파악한 후에 투여해야 합니다. 낙상의 위험성이나 정말 약을 복용할 수 있는 상황인가를 확인해야 합니다.

불온, 망상, 흥분에는 리스페리돈(리스파달®)이나 올란자핀(디프렉사®), 쿠에티아핀(세로크엘®)이라는 비정형정신병제가 효과적이지만, 사망률이 높다는 보고가 있기 때문에 경고문서가 첨부됩니다. 또 보험적용이 되지 않습니다. 종래의 정형항정신병제보다 적다고는 해도 용량을 늘리면 추체외로 증상이 나타나므로, 리스페리돈은 0.5mg(반정)에서 개시하여 최대 2mg까지 점차 증량합니다.

또 쿠에티아핀은 당뇨병환자에게는 사용할 수 없습니다. 이 약제들은 유효해도 장기간 사용하지 않고 증상이 안정된 시점에서 감량한 뒤 중지하는 것이 중요합니다.

이 밖에는 항경련제도 사용하는 수가 있어서 발프로산(데파켄®), 카르바마제핀(테그레톨®)이 효과적인 경우가 있습니다. 또 일종의 한방제제(억간산(抑肝散))가 유효한 증례도 있습니다.

	염산도네페질 (아리셉트)	갈란타민 (레미닐)	리바스티그민 (리바스타틴/이크세 론파티)	염산메만틴 (메마리)
작용기전	AChE저해	AChE저해/니코틴 성 Ach수용체 자극 작용	AChE저해/BuChE 저해	글루타민산 수용체 저해제
병기	전병기	경도~중등도	경도~중등도	중등도~고도
1일용량	5~10mg	8~24mg액제 있음	4.5~18mg 첨부제	20mg
초기 투여법	3mg을 1~2주 투여 후 5mg으로 유지	8mg으로 4주 투여 후 16mg으로 유지	4주마다 4.5mg씩 증량하여 18mg 으로 유지	2주마다 5mg씩 증량
용법 (회/일)	1	2	1	1
반감기 (시간)	70~80	5~7	10	
대사	간	간	신장	간
권장도	grade A	grade A	grade A	grade A

3) 비약물요법

자료 36과 같은 치료법이 중기부터 말기 인지장애 환자에게 시도되고 있으며, 본원에서도 음악요법과 회화요법이 이루어지고 있습니다. 그 결과 의욕의 증가나 이노성(易怒性)의 감소가 나타나서 임상적으로는 유용하다고 생각되지만, 이중맹검시험이나 무작위추출시험 등에서 검증된 데이터가 부족하다는 것이 단점입니다. 음악요법을 비롯한 예술요법에서는 지도자에 의한 효과의 차이가 커서 확정되지 않았습니다. '인지장애 질환 치료가이드라인 2010'에서도 권장그레이드는 '없음'이었습니다.

자료36. 인지장애에 대한 비약물요법

1) 인지에 초점을 둔 접근	리얼리티 오리엔테이션이나 인지자극요법 등
2) 자극에 초점을 둔 접근	활동요법, 레크레이션요법, 예술요법, 아로마테라피, 동물요법, 마사지 등
3) 행동에 초점을 둔 접근	행동이상을 관찰하고 평가하는 것에 근거하여 개입방법을 도출한다
4) 감정에 초점을 둔 접근	지지적 정신요법, 회상법, 인정요법, 감각통합, 자극요법 등

4) 개별 병태에 대한 치료 포인트

(1) 루이소체형 인지장애(DLB)

DLB에도 염산도네페질이 유효하며 현재 시험결과를 기다리고 있는 상황입니다. 합병하는 파킨슨 증상에는 소량의 L-DOPA를 사용하는데 환각이나 흥분, 불면이 출현하고 악화될 수 있어서 신중히 투여해야 합니다.

또 DLB의 특성으로 항정신병제에 대한 과민성 출현과 항정신병제가 파킨슨 증상을 악화시킨다는 문제점이 있기 때문에 BPSD 출현 시 항정신병제를 사용하기 어렵다는 문제가 있습니다.

그래서 DLB에서는 항간질제나 억간산(抑肝散)의 투여를 검토하게 되었습니다. 약제의 사용에는 이전도성(易轉倒性)에 대한 주의가 필요하며, DLB에서 흔히 볼 수 있는 수면장애에 대한 대응으로 안이한 수면제사용은 위험합니다. 비정형 항정신병제의 소량투여가 필요해지는 경우가 있습니다.

(2) 전두측두엽변성증(FTLD)

FTLD에서는 BPSD에 대해서 비정형 항정신병제, 또 상동행동에 대해서는 세로토닌재흡수저해제(SSRI)인 파록세틴(Psxil®)이 좋다고 되어 있습니다.

(3) 혈관성 인지장애(VaD)

VaD에서는 BPSD에 대해서 염산티아프리드(그라마릴®), 비정형 항정신병제를 사용하는데 동시에 뇌혈관장애의 재발을 방지하는 것이 매우 중요하며, 고혈압과 당뇨병을 관리하는 것이나 항혈소판제의 병용을 검토하는 것이 중요합니다.

또 VaD에서는 경도 마비나 파킨슨 증상이 존재하므로 낙상에 관해서는 항상 주의해야 합니다.

3. 여러 직종과 협조

1) 왜 여러 직종과 협조가 필요한가?

의료의 질이나 안전성의 향상, 고도화·복잡화에 대응하기 위해서 여러 직종의 다양한 의료스텝들이 각각 높은 전문성을 발휘하고 있습니다. 환자의 정보를 공유하고 서로 협조·보완하며 환자의 희망이나 상황에 정확히 대응하는 의료를 제공하고 있습니다.

고령인 인지장애 환자는 다른 병이 합병되어 있는 경우가 많아서, 신체적 치료를 위해서 급성기병원에 입원하는 경우가 흔히 있습니다. 입원으로 인한 환경의 변화나 인지장애에 의한 여러 가지 증상에 추가하여 질환이나 노화로 인한 기능장애·기능저하를 초래하며, 일상생활에 혼란을 일으켜서 지장을 일으키는 상태가 됩니다. 이와 같은 환자의 지속적인 치료와 합병증예방에 따르는 셀프케어 등 생활의 질의 향상, 계속적인 유지를 위한 지도·조언, 인지장애의 증상 악화예방이나 증상이 진행되지 않도록 일상생활의 동작유지·개선을 할 필요가 있습니다. 이와 같은 지원을 간호사만으로는 할 수가 없습니다.

그래서 의료시설에서는 여러 의료종사자의 전문직인 지식과 기술을 효과적으로 활용할 수가 있습니다. 이것이 팀의료의 큰 의의이기도 합니다. 여러 직종이 협조하는 팀의료에서는 한사람의 환자에 대해서 복수의 의료 전문직이 협조하여 치료나 케어를 담당합니다. 환자의 여러 가지 케어에 관해서 명확한 목표를 세우고 각 환자에게 맞는 요양생활을 지원하고 있습니다.

타직종과 협조하기 위해서 중요한 점은 '무엇을 위해서', '누구와' '어떻게' 협조하는가 입니다. 서로 업무의 범위를 인식한 후에 '어느 쪽이' '어디까지' 업무의 책임을 지는가를 확인하고, 서로 같은 목표를 향해서 협력하는 것이 중요합니다.

고령화나 인지장애에 따라서 자기다운 생활을 계속하기가 어려워졌을 때 지원해 주는 체제가 있으면, 환자나 가족이 원하는 생활을 계속해 갈 수 있습니다. 각각 다른 직종이 그 전문성을 살리면서 같은 목표를 향해서 역할을 발휘하는 것, 그것을 연결해 가는 지원체제를 조정하는 것이 '여러 직종의 협조'입니다.

2) 그 밖에 어떤 직종이 있는가를 알아 둔다.

지금까지는 의사와 간호사 이외의 의료전문직의 업무내용이나 역할이 많이 알려지지 않았습니다. 병원에서 근무하는 사람끼리도 서로 직종의 전문성이나 업무내용을 잘 파악하지 못하고 있다는 소리도 들립니다.

환자가 보다 나은 의료를 받기 위해서는 환자의 매일을 케어하는 간호사가 어떤 직종이 있고, 어떤 스킬을 가지고 있으며, 어떤 상황에 지원해 주는가를 알아두어야 합니다. 또 여러 직종이 협조하고 있는 팀은 어떤 구성의 멤버로 어떤 역할을 하고 있는지도 이해해 두어야 합니다.

의료현장에서 일하는 자격이 있는 직종에는 의사, 치과의사, 조산사, 보건사, 간호사, 약제사, 임상검사기사, 방사선기사, 위생검사기사, 이학요법사, 작업요법사, 임상심리사, 치과위생사, 치과기공사, 관리영양사, 조리사, 의료사회사업전문원 (MSW), 사회복지사, 간호복지사 등이 있습니다(p169 자료 37).

특히 간호사는 모든 의료현장에서 진료·치료 등에 관한 업무부터 환자 요양생활의 지원까지 폭넓은 업무를 담당하고 있으므로, 여러 직종과의 협조에서 key person으로서 기대되고 있습니다.

또 간호사 중에는 전문분야에서 보다 높은 지식과 기술을 가지고 인지장애 간호를 실천하고 있습니다.

전문간호사나 공인간호사의 전문분야는 170페이지 자료 38에 정리한 것 외에도 여러 분야가 있으며, 개개 인지장애 환자의 질환에 따라서 전문간호사는 '실천·상담·조정·윤리조정·교육·연구'의 역할, 공인간호사는 '실천·지도·상담'의 역할을 하면서 질 높은 간호를 제공하고 있습니다.

자료 37 인지장애 케어에 있어서 전문직종의 업무 내용과 역할

의사	업무	진료, 진단, 치료를 한다
	역할	환자의 치료가 원만하게 이루어지도록 다른 의료스텝에게 지시를 내린다
간호사	업무	환자 또는 산욕부에 대한 요양상의 돌봄, 또는 진료의 보조
	역할	· 인지장애 환자의 생활 원조와 진료의 보조 · 여러 직종과의 의사소통을 원활하게 한다 · 환자의 생활을 지원하면서, 환자 가족에게 정보를 제공한다 · 환자나 가족의 희망이나 생각을 의료팀에 전한다
약제사	업무	약제·의약품의 공급, 그 밖의 약사위생을 담당한다
	역할	· 약에 대한 오해를 없애고, 복용법을 지도한다 · 부작용에 의한 증상을 경감·개선시키기 위한 조언을 한다 · 퇴원시의 복용약을 지도한다 · 효과적인 약물요법에 관해서 제언한다
이학요법사	업무	의사의 지시하에 장애환자에게 기본적 동작을 회복시키기 위해서, 치료, 체조 그 밖의 운동, 전기자극·마사지·온열 등 물리적 수단을 추가한다
	역할	· 저하된 신체기능의 회복 또는 기능유지를 위한 재활치료를 한다 · 안전하고 안락하게 신체를 움직이는 법(돌아눕기, 일어나기, 서기, 앉기, 걷기 등)을 지도한다
관리영양사	업무	영양지도를 위한 기획이나 환자의 요양에 필요한 영양을 지도한다
	역할	· 영양상태의 평가와 필요한 영양을 어떻게 섭취하는가에 관해서 제언한다 · 식욕저하 시나 연하기능저하 시에 먹을 수 있는 방법을 연구한다 · 식사에 관해 가족에게 조언한다
의료사회 사업전문원	업무	개개의 사회생활기능(의료비, 직장관계, 가족관계 등)이 위태로울 때, 의료의 장에서 사회적·인적자원을 찾는다
	역할	· 경제적 문제해결을 위한 사회적 자원의 활용, 퇴원 후 머물 곳(자택, 노인보건시설 등), 자택에서의 지원체제에 관한 조언, 상담을 한다 · 퇴원 후의 생활이나 치료에 관하여 환자나 가족의 요구를 받아들인 제언을 한다

자료 38. 인지장애 케어에 깊이 관여하는 전문간호사·공인간호사

노인간병전문간호사 : 인지장애 케어의 실천이나 스텝교육, 지역협동실에서의 퇴원조정, 노인학대에 대한 대응, 협동팀 구성, 인지장애나 연하장애 등을 비롯한 복잡한 건강문제를 안고 있는 고령자의 생활의 질을 향상시키기 위해서 고도의 간호를 실천한다.

재택간병전문간호사 : 재택에서 요양하는 환자나 그 가족을 대상으로, 일상생활을 하면서 재택요양을 계속할 수 있도록 지원한다. 또 환자의 생활조정을 지원하고 셀프케어능력을 높이기 위한 지도·교육을 한다.

인지장애간병공인간호사 : 인지장애 환자의 의사를 존중하여 인권을 옹호하면서 기억장애나 수면장애라는 주변증상의 예방이나 인지장애에 따르는 증상의 완화 등을 실천한다. 동시에 인지장애 환자 및 가족이 안심하고 안전한 생활을 할 수 있도록 사회자원을 활용하면서 요양생활을 조정하고, 인지장애 환자를 둘러싼 케어체재를 구성한다.

섭식·연하장애간병공인간호사 : 환자의 '먹고 싶다'는 생각에 호응하여 적절한 재활치료를 하고, 영양지원팀의 일원으로서 영양요법의 향상을 도모한다. 뇌신경·뇌골격계 신체사정, 섭식·연하기능평가법에 근거한 평가를 한다.

피부·배설케어공인간호사 : 창상관리나 장루케어, 욕창케어 등의 실천에서부터, 간호사에 대한 지도·상담을 한다. 장루설치, 욕창 등의 창상 및 실금에 수반하여 생기는 문제의 평가, 적절한 피부케어, 또 개인에게 적절한 배설관리를 한다.

완화케어공인간호사 : 심신의 여러 통증이나 불안에 대처하여 폭넓게 활동하며, 환자 자신이 마지막까지 사람다운 삶을 살 수 있도록 팀에서 케어한다. 철저한 고통증상의 완화나 요양의 장애에 따른 환자·가족의 QOL의 향상, grief care를 실천한다.

퇴원조정간호사 : 퇴원조정을 전문으로 하는 간호사를 퇴원조정간호사라고 한다. 퇴원 후에도 병이나 상처, 장애 등과 마주하며 생활하게 되는 환자를 지원하기 위해서 지역의료기관이나 간병시설, 사업소 등과도 협조하면서 업무에 임한다.

간호사를 위한 최고의 자격, 엑스나레지, 2013, 일부개편

3) 여러 직종이 협조하는 팀

각 의료시설에서 여러 직종으로 구성된 멤버가 의료팀으로 활동하고 있습니다. 시설의 규모나 역할에 따라서 그 구성멤버가 달라지는데, 인지장애 환자가 안고 있는 문제를 해결하기 위한 주요 의료팀을 소개합니다.

또 팀의 구성멤버는 병원·시설이나 대상환자에 따라서 달라집니다.

(1) 인지장애 지원팀

【목적】
· 인지장애 환자의 조기발견·조기치료, 간병서비스 등 사회자원의 이용, 환자·가족을 지원함으로써 질 높은 지역생활의 계속을 목표로 한다.
· 생활상의 과제를 정리하고, 진단·치료·케어 등을 보다 효과적으로 한다.

【구성멤버】
의사(인지장애 전문의, 주치의, 정신과의), 간호사(노인전문간호사, 인지장애간병공인간호사), 작업요법사, 임상심리사, 약제사, 임상방사선기사 등

【멤버의 역할】
의사 : 진단과 치료 및 치료목표를 설정한다
간호사 : ❶ 입원중인 대상자의 증상관찰, 일상생활의 원조, 퇴원을 향한 병동생활의 지원, 의료팀에 대한 정보제공·제언을 한다. ❷ 가족지원이나 교육을 한다.
작업요법사 : 입원 중인 대상자의 일상생활 기능회복훈련.
임상심리사 : ❶ 진단의 보조나 입원 중의 회상법, 그룹활동을 운영한다. ❷ 환자·가족에 대한 심리케어를 한다.
약제사 : 복용지도, 효과적인 약물치료에 대한 제언.
임상방사선기사 : 진단의 보조.

(2) 영양지원팀(Nutrition Support Team : NST)

【목적】
영양장애의 상태에 있는 환자 또는 고위험환자 모두에 대해서 적절한 영양관리를 하고, 전신상태의 개선과 합병증 예방을 목표로 한다.

【구성멤버】

의사, 간호사(섭식연하장애 간호공인간호사), 관리영양사, 작업요법사, 이학요법사, 치과위생사, 약제사, 임상검사기사 등

【멤버의 역할】

의사 : 병태를 파악하여 치료하는 중에, 경과에 맞는 영양보급의 방법 등을 결정한다.

간호사 : ❶ 환자의 식사섭취 상황이나 연하상태, 혈액검사나 신체계측 등에 따라서 영양상태를 판정하고 상담한 후에, 미각이나 기호·신체의 상태에 맞추어 가장 적절한 식사니 영양을 보급할 수 있도복 도와준다. ❷ 환자나 가족에 대한 설명·지도, 수액이나 경관영양의 관리, 구강케어 등을 한다.

관리영양사 : ❶ 필요한 영양량을 산출한 후에, 실제 섭취영양량·부족영양소·영양상태를 평가하고 영양보급방법을 계획한다. ❷ 환자에 대한 기호의 대응, 사용하는 식품이나 조리법의 결정, 영양보조식품의 선택, 식사형(보통식, 잘게 썬 식사, 걸죽한 식사 등)의 제언, 질감(입맛, 씹는 맛, 감칠맛 등)의 제언, 수분관리의 평가, 경관영양제의 선별을 제언한다.

작업요법사 : ❶ 먹기 위한 자세의 유지나 조절, 팔 등의 움직임이나 손가락(젓가락을 잡는 법 등)의 훈련, 흘리지 않고 입 안으로 음식을 넣고 씹고 삼키는 등 식사동작 일련의 과정을 원활하게 할 수 있도록 치료·지도한다. ❷ 장애를 받는 동작을 보충하기 위한 복지기기나 자조구를 연구·제작·개발 함으로써, 대상능력의 획득을 지도·원조한다.

이학요법사 : 섭식·연하자세의 평가, 신체의 기능훈련, 체력·내구성의 향상, 호흡이학요법(호흡의 타이밍이나 호흡시의 동작 등)을 한다.

치과위생사 : ❶ 구강위생상태를 관찰·평가하고, 의료기구나 약제를 사용한 전문적 구강청결을 한다. ❷ 구강기능(씹고, 삼키기, 입 주위·턱·뺨의 근육의 활동 등)이 저하되어 있는 환자, 섭식·연하(먹기·삼키기) 활동에 장애가 있는 환자를 훈련한다. ❸ ❶과 ❷는 흡인성 폐렴의 예방에 효과적이다. 이것은 치과의사의 지시·지도하에 한다.

약제사 : 수액에 의한 영양상태의 개선 제언 등 약제로 영양지원을 실시한다.

(3) 욕창케어팀

【목적】

활동성 저하, 장기와상환자, 자리를 보전하고 누운 환자의 욕창 예방·조기발견, 발생한 욕창의 적절한 관리, 욕창의 개선·치료를 목적으로 한다.

【구성멤버】

의사, 간호사, 관리영양사, 이학요법사, 작업요법사, 의료복지사 등

【멤버의 역할】

의사 : 욕창의 평가, 치료방침의 결정 및 치료를 한다.

간호사 : ❶ 침상 옆에서 전신상태(영양상태, 피부상태, 와상시간, 활동성 등)의 관찰·평가를 한다. 욕창이 생기기 쉬운 사람에게는 기저귀나 침구의 선택, 피부 건조를 방지하는 보습, 피부에 부담을 경감시키는 신체의 움직임 등에 관해 구체적인 조언을 하면서 실제 케어를 한다. ❷ 욕창이 있는 경우는 이 예방치료에 추가하여, 액제나 드레싱재(상처를 보호하기 위해 덮는 것) 등을 사용하여 적절한 처치·케어를 하며 창상의 치유를 목표로 한다.

관리영양사 : ❶ 환자가 필요한 영양량을 산출한 후에, 실제 섭취영양량·부족영양소·영양상태를 평가하고, 영양보급방법을 계획·입안한다. ❷ 환자의 기호에 대한 대응, 사용하는 식품이나 조리법의 결정, 영양보조식품의 선택, 식사형태(보통식, 잘게 썬 식사, 걸쭉한 식사 등)의 제언, 질감(입맛, 씹는 맛, 감칠맛 등)의 제언, 수분관리의 평가, 경장영양제의 선별 등을 제언한다.

약제사 : ❶ 욕창의 병태를 관찰하고, 치료에 사용하는 외용제나 드레싱재(창상피복제)에 관해서, 그 특성을 살린 선정·사용법을 제언·지도한다. 또 약제의 효과를 평가한다. ❷ 욕창 주위 피부의 처짐이나 상처의 뒤틀림은 약제의 효과가 잘 나타나지 않으므로, 원인을 개선하여 치료기간의 단축을 지향한다. ❸ 외용제뿐 아니라, 욕창의 발증에 관계하는 내복제의 영향을 파악하여, 부작용을 방지한다.

이학요법사 : ❶ 압박이 적도록(강압), 체위변환의 훈련이나 제압자세를 환자나 가족에게 지도한다. ❷ 제압을 위한 베드나 매트, 휠체어 등 용구를 조정한다.

(4) 재활치료팀

【목적】

환자가 안고 있는 문제를 마음이나 신체의 활동 구조, 사회생활의 활동에 참가할 수 있는지 여부, 생활환경(주로 자택이나 쇼핑센터 등 보통 생활권내), 사회적 환경(회사·학교·지역커뮤니티 등), 각각의 측면에서 평가·분석하여, 조기퇴원·조기사회복귀를 목적으로 한다.

【구성멤버】

의사, 간호사, 이학요법사, 작업요법사, 언어청각사, 임상심리사, 의료사회복지사, 관리영양사

【멤버의 역할】

의사 : 병태를 진단하고 환자의 예후를 지켜보며 재활치료 계획을 세운다.

의료사회복지사 : ❶ 재활치료에 대한 희망이 이루어지도록 의료진과 연결한다. ❷ 생활, 작업, 입원비, 간호에 대한 불안, 퇴원 후 생활의 장을 어떻게 할 것인지 상담하며 환자와 가족의 불안이나 고민에 대응한다.

의료 림프배액치료사 : 암수술이나 방사선치료를 받으면, '림프부종'이라는 후유증에 시달릴 수 있다. 치유한 환부 주변의 림프(체액성분) 흐름이 정체되어, 노폐물이나 세균류를 처리할 수 없게 되는 것이 원인이다. 예를 들면 손이나 다리, 얼굴, 가슴, 등, 허리, 음부, 둔부 등이 이상하게 부풀어 오른다. 그 결과 옷을 입을 수 없게 되거나 칼이나 청소기를 잘 사용할 수 없게 되는 등 일상생활에 지장을 초래한다. 또 쉽게 피로해지거나, 둔통이나 불쾌감을 수반하기도 한다. 의료 림프배액치료사는 그러한 일상생활을 조금이라도 쾌적하게 지낼 수 있도록 치료하고, 후유증을 개선하는 역할을 담당한다.

간호사 : ❶ 급성기부터 만성기에 이르기까지, 24시간 침상 옆에서 전신상태를 관찰하고, 환자의 병상이나 회복의 목표에 맞추어, 운동기능이나 능력의 유지·향상이 안전하게 이루어지도록 돕는다. ❷ 매일하는 재활치료가 효과적으로 이루어지도록 전후 증상이나 몸 상태의 변화 등을 관찰·평가하고, 정보를 타직종 관계자에게 제공한다. ❸ 심리적 변화에도 대응하며 환자나 가족이 재활치료에 적극적으로 임하도록 지원한다. ❹ 퇴원 후에는 요양계획에 따라서 신체 기능을 유지할 수 있도록, 재활치료에 참작하여 일상생활을

하는 방법에 관한 상담에 응한다.

관리영양사 : ❶ 환자에게 필요한 영양량을 산출한 후에, 실제 섭취영양량·부족영양소·영양상태를 평가하고 영양보급방법을 계획 입안한다. ❷ 환자의 기호에 대한 대응, 사용하는 식품이나 조리법의 결정, 영양보조식품의 선택, 식사형태(보통식, 잘게 썬 식사, 걸쭉한 식사 등)의 제언, 질감(입맛, 씹는 맛, 감칠맛 등)의 제언, 수분관리의 평가, 경장영양제(장에서 영양을 흡수하게 하는 방법)의 선별 등을 제언한다.

언어청각사 : ❶ 발성과 섭식·연하(먹기, 삼키기) 기능에 장애가 있는지 검사한다. ❷ 회복이나 대신할만한 수단의 획득을 지도한다.

작업요법사 : 정신의 병, 심리적인 부하로 인한 정신적 장애가 있는 사람, 또는 장애가 예측되는 사람, 노년기의 여러 능력이나 기능(신체능력이나 인지기능 등)의 장애, 두부외상이나 뇌졸중으로 인한 고도 뇌기능(기억, 주의기능, 수행기능, 사회적 적응행동 등) 장애 등인 사람들에게 작업활동을 통한 치료·지도·원조를 한다. 주로 다음의 5가지를 목표로 한다.

ⅰ) 심신의 기능회복이나 유지(마비의 회복, 용구 등으로 관절 보호·운동의 촉진, 정신의 회복이나 유지 등), 2차장애의 발생을 예방

ⅱ) 식사·탈의·배설 등의 일상생활 활동 (ADL)

가사·외출·지역활동 등의 일상생활 관련활동 (IADL)

ⅲ) 작업 내구성의 향상이나 환경조정 등 취로나 취학에 적합한 직업관련활동

ⅳ) 퇴원 후의 주거환경정비(난간의 설치, 방 배치의 조정 등), 환경에 대한 적응(개조한 화장실, 욕실에서의 출입동작, 가족의 간호 등), 복지용구(잡기 쉬운 젓가락, 어린이 놀이에 적합한 장난감 등)의 제작이나 사용방법

ⅴ) 집단생활지능(직장이나 학교내에서의 인간관계, 적응적 행동 등)의 획득, 작업수행(작업의 방법이나 순서)의 획득이나 대상능력의 획득

치과위생사 : ❶ 섭식·연하기능의 유지향상을 위해서 충치나 치주병의 예방처치, 의치의 취급지도 등으로 구강기능을 개선한다. ❷ 치아, 치육, 혀나 점막, 의치의 취급을 포함한 전문적 구강청소로, 구강내 환경을 청결히 정리하여 식욕을 높인다. ❸ 보습으로 구강건조를 예방하고, 입 주위의 근육을 자극하여 개구나 저작을 원활하게 한다. 이와 같은 구강기능의 유지향상이나 구

강위생의 개선은 흡인성 폐렴을 예방하는 데에도 효과적이다.

이학요법사 : 기본적 동작능력(일어나기, 앉기, 서기, 걷기 등)의 유지·개선을 목표로 한다.

임상심리사 : ❶ 장애로 불안증상이나 우울증상이 나타나거나, 살아가는 데에 어려움을 느낄 때 상담을 한다. ❷ 재활에 좀처럼 전념하지 못하는 경우에는 그 요인을 찾으면서 적극적으로 임하도록 격려한다. ❸ 고도의 뇌기능장애환자에게는 지능검사나 신경심리검사 등을 하고, 손상된 기능이나 유지되고 있는 기능 등을 확인하면서 그 후의 치료에 도움이 되도록 검토한다.

(5) 퇴원지원팀

【목적】
· 퇴원후의 생활을 지켜보면서, 조기에 재택생활에 복귀하도록 필요한 요구나 과제에 따라서 적절한 요양상황을 선택지원하며, 환자나 가족의 안정된 퇴원을 목표로 한다.
· 환자가 안고 있는 문제를 마음이나 신체 활동·신체구조, 사회생활의 활동에 참가할 수 있는지, 생활환경(주로 자택이나 쇼핑 등 보통 생활권내), 사회적 환경(회사, 학교, 지역커뮤니티 등), 각각의 측면에서 평가·분석하고, 조기 퇴원·조기사회복귀를 목적으로 한다.

【구성멤버】
의사, 간호사, 의료사회복지사, 관리영양사, 약제사, 작업요법사, 간호지원전문원(케어메니저 ; 원외의 직종과 협조)

【멤버의 역할】
의사 : ❶환자·가족에게 병의 상태를 설명하고, 퇴원후의 구체적 방침을 세운다. ❷퇴원 후의 요양에 필요한 연락문서를 작성하여, 의료시설과 협조체제를 확인한다.

간호사 : ❶ 환자를 둘러 싼 상황을 정확하게 파악하고, 본인이나 가족의 희망을 들은 후 필요한 지원을 검토한다. ❷ 지원에 관한 정보를 환자 본인이나 그 가족과 공유하며 퇴원지원팀에 정보를 제공한다. ❸ 퇴원 후의 생활이나 치료, 요양에 필요한 환자·가족을 지도하며 퇴원 지원, 퇴원 조정 후의 경과

를 확인한다.

작업요법사 : ❶ 마비의 회복, 장구 등으로 관절 보호·운동의 촉진, 정신의 회복이나 유지 등 2차장애의 발생을 예방한다. **❷** 식사·탈의·배설 등의 일상생활활동(ADL), 가사·외출·지역활동 등의 일상생활관련활동(IADL). **❸** 작업 내구성의 향상이나 환경조정 등 취로나 취학에 적합한 직업관련활동. **❹** 주거환경정비(난간의 설치, 방 배치의 조정 등), 환경에 대한 적응(개조한 화장실, 욕실에서의 출입동작, 가족의 간호 등), 복지용구(잡기 쉬운 젓가락 등)의 제작이나 사용방법. **❺** 집단생활지능(직장이나 학교내에서의 인간관계, 적응적 행동 등)의 획득, 작업수행(작업의 방법이나 순서)의 획득이나 대상능력의 획득.

의료사회복지사, 퇴원지원간호사 : ❶ 퇴원지원계획 작성. **❷** 퇴원 후의 방침 확인, 병상, 의료처치, ADL, IADL, 생활상황의 확인. **❸** 환자·가족에게 지역의료기관이나 관계기관에 관한 설명. **❹** 지역의료기관이나 관계기관에 정보 제공. **❺** 지역의료기관이나 관계직종과의 조정(상담, 협의 등). **❻** 필요한 사회자원의 설명. **❼** 관계기관으로 연락. **❽** 컨퍼런스의 활용.

　이상으로 몇 가지 의료팀의 목적과 팀멤버의 역할을 소개하였는데, 팀의 구성멤버나 목적, 활동내용에는 정해진 규칙 없이 개별과제에 따라서 각 직종과 협력하면서 인지장애 환자와 가족을 전문적으로 지원하고 있습니다.

　인지장애 종말기에는 자기결정능력을 상실한(저하된)분에 대한 종말기케어로, 의료·케어팀이 어렵다고 느끼는 경우가 많습니다. 또 가족에게는 환자가 매우 소중한 가족의 일원이며, 가족이 환자의 입장에 있다고 실감할 수 있도록, 가족에게도 팀의 일원으로서 역할을 담당하게 하는 것도 중요합니다.

4) 지역에서 지원하는 체제

　후생노동성은 2012년 6월 앞으로의 인지장애 시책의 방향성에 관해서 '인지장애에 걸려도 본인의 의사가 존중되며, 가능한 살기 편한 환경에서 계속 지낼 수 있는 사회의 실현을 목표로 하고 있다'고 보고하였습니다.

(1) 지역에는 어떤 사회자원이 있는지 알아둔다.

자료 39는 인지장애 케어패스를 기능케 하는 개념도입니다. 인지장애인 사람이 지역에서 생활하기 위한 기반조성으로 지역포괄지원센터, 주택서비스, 지역밀착형 서비스라는 간병보험서비스 외에 단골의사나 인지장애 질환의료센터라는 의료기관, 배식서비스 등의 지자체 독자사업, 지역사람들의 지원이나 보살핌 등의 비공식적 서비스 등 여러 가지 사회자원이 포함됩니다.

인지장애인 분이나 가족을 지원하기 위해서 예방, 생활지원, 간호, 의료, 주거의 5가지 시점에서 지원이 필요합니다.

자료 39. 인지장애 케어패스 작성의 입문에서

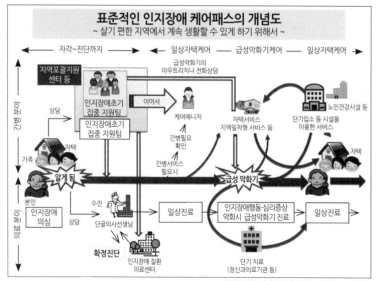

후생노동성 인지장애 케어패스 작성의 검토위원회

(2) 재택간병의 중심지로서 기대되는 지역포괄지원센터

지역포괄지원센터는 간병보험법에서 정해진 지역주민의 보건·복지·의료의 향상, 학대 방지·간병예방관리 등을 종합적으로 하는 기관으로, 각 시도군에 설치되어 있습니다. 2005년의 간병보험법 개정으로 제정되었습니다.

센터에는 보건사, 주임케어매니저, 사회복지사가 배치되어 있으며, 전문성을 살려서 상호 협조하면서 업무에 임하고 있습니다. 업무의 내용에는 ❶ 간병예방케어 관리 ❷ 종합상담·지원 ❸ 권리옹호 ❹ 포괄적·계속적 케어관리가 있습니다.

설사 인지장애가 없다 해도 안심하고 생활할 수 있도록 지원체제를 알아두었다가, 필요로 하는 환자·가족에게 정보를 제공하는 것도 간호사의 큰 역할입니다.

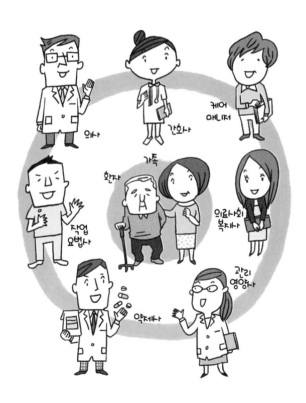

4. 가족에 대한 돌봄

1) 입원으로 인해 가족이 느끼는 불안

자택에서 인지장애가 있는 사람을 간병하는 가족의 대부분은 인지장애가 진행되지 않을 것을 절실히 원하고, 출현하는 증상에 시행착오와 마음의 갈등을 반복하면서 간병하고 있습니다. 그러나 나아질 기미는 보이지 않고, 장래에 대한 불안을 안고 있는 경우가 많은 것이 현실입니다.

가족으로서 환자의 입원은 간병부담의 경감으로 이어지기도 합니다. 인지장애 증상의 완화를 목적으로 입원한 경우 기대감이 크지만, 인지장애 이외의 신체질환의 치료를 목적으로 입원한 경우, 입원으로 인해서 ADL저하나 인지 기능저하가 일어나는 것이 아닐까 하는 불안감을 갖기도 합니다.

또 입원에 의해서 인지장애가 의심스러운 경우는 가족의 당혹감도 커집니다. 신체질환으로 입원했는데 인지장애 증상에 대한 대응으로 주의가 집중되어, 주질환에 관한 정보제공이나 지도가 소홀해지기 쉬우므로 주의해야 합니다.

이와 같이 간호사는 인지장애 환자가 입원한 경우에는 입원가료에 따르는 인지 기능이나 ADL악화에 대한 불안에 귀를 기울이고, 주질환에 대한 정보제공이나 지도뿐 아니라, 인지장애라는 병을 고려한 대응도 요구됩니다. 또 입원으로 인지장애가 의심스러운 환자인 경우는 가족에게 인지장애나 인지장애 증상에 대한 대응방법(기본적인 견해 포함)에 관해서 설명하고, 인지장애에 대한 이해를 촉구함과 더불어, 주질환에도 주의하도록 격려하며, 주질환에 관한 정보제공이나 지도를 해야 합니다.

입원으로 ADL이나 인지 기능이 저하되지 않도록 간호하는 것은 환자가 오랫동안 자택에서 지낼 수 있도록, 입원 전의 상태를 파악해 입원전과 유사한 상태로 되돌려야 합니다.

또 환자의 입원은 가족에게 간병으로부터 해방되는 시간도 되므로 지금까지 자신의 간병을 객관적으로 되돌아보는 기회로 삼고, 입원을 계기로 간병인의 간병력이나 간병인을 둘러 싼 환경을 충분히 평가하며, 계속적으로 자택에서 간병할 수 있도록 사회자원을 확인하는 것이 중요합니다.

한편, 인지장애 환자의 대부분은 병원이라는 환경에 적응하지 못하여 가족들이 급한 호출이나 보살핌을 강요당하는 수가 있습니다. 특히 입원을 계기로 인지장애가 판명된 경우, 가족의 당혹감과 익숙치 못한 대응에 부담이 증대되어 간병에 불안을 느끼고, 자신을 상실해 버리는 경우도 있습니다.

이와 같은 경우는 돌보는 가족에게 "피곤하시지요?" "돌봐주셔서 감사합니다" "어려운 일이 있으시면 무엇이든지 말씀하십시오" "조금 증상이 안정되었습니다" 같은 위로의 말을 건네는 것이 중요합니다. 가족들에게 전문가로서 환자에 대한 대응방법을 실천을 통해서 전달하고, 가족들이 간병으로부터 해방되는 시간을 마련하는 등의 지원을 합니다.

2) 가족이 인지장애와 간병을 받아들이는 과정

가족이 '환자가 혹시 인지장애가 아닌지?'라고 느끼며, 수진하는 계기는 여러 가지입니다. 평소 행동에서 이상을 느낀 경우, 오랜만에 만나서 이상하게 느낀 경우, 근처 지인들로부터의 지적, 단골의사선생님이나 케어매니저 등 전문직종관계자로부터의 지적, 환자 스스로의 자각적인 호소 등 때로는 입원을 계기로 인지 기능의 저하를 지적받는 수도 있습니다.

몇 가지 인지장애 검사 결과, '인지장애'라는 진단을 내리는데, 인지장애라고 진단을 받은 후부터 환자의 병이 시작되는 것이 아닙니다. 가족이 이상을 느끼거나 누군가에게 이상을 지적받았을 때에는 이미 병이 시작된 경우가 많습니다.

가족은 '혹시 인지장애가 아닌지?'라고 느낀 후에 수진하고 진단받기까지, 부디 환자가 인지장애가 아니기를 빌면서, 앞날에 불안감을 느끼게 됩니다. 그리고 인지장애 진단을 받은 후에는 환자와 함께 인지장애라는 병과 마주해야 합니다.

이런 경우 대개 가족들은 '인지장애'라는 병을 받아들이기까지 '당혹스러움·쇼크·부정' '혼란·비애·분노·방위' '자인(自認)·체념' '적응·수용'의 4단계를 거치게 됩니다 (p181 자료 40)[1].

각 단계마다 여러 가지 심리적 변화가 일어나므로 입원중인 환자의 가족이 어떤 단계에 있는가를 파악하면서, 가족이 인지장애라는 병과 환자의 자세를 받아들여서 퇴원후의 생활을 생각하도록 지원해야 합니다.

특히 병의 수용을 거부하는 상황에서는 인지장애에 대한 올바른 지식에 관해서 얘기해도 효과가 없습니다. 가족의 현재 생각에 귀를 기울이고 공감하는 것이 중요합니다. 또 이것이 올바른 방법이라고 이쪽의 방식을 강요해도 의미가 없습니다. 가족의 수용과정에 맞추어서 가족이 납득하는 상태에서 필요한 지도를 해야 합니다.

또 이 수용과정은 인지장애라는 병을 수용한다고 해서 끝이 아닙니다. 가족은 환자의 인지장애 증상의 진행에 수반하여, 새로운 증상과 마주해야 합니다. 지금까지의 대응으로 수용할 수 없게 되었을 때, 다시 '당혹스러움·쇼크·부정'에서부터 '적응·수용'까지의 과정을 거치면서, 증상의 진행을 수용해 가는 것입니다. 이와 같이 수용과정이 반복되므로, 항상 수용할 수 있도록 지원해야 합니다.

자료 40. 가족이 환자의 변화를 수용하기까지의 4단계

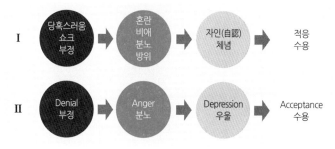

(1) 수용과정과 지원포인트
❶ 당혹스러움·쇼크·부정
환자의 언동에 가족이 이상을 느끼기 시작했을 때, 고지를 받았을 때에 일어나는 시기. 무엇을 어찌해야 좋을지, 뭐가 뭔지 모르는 게 명확하지 않을

181

때가 많다. 장래에 관해서도 앞으로 어찌해야 좋을지, 어떻게 될 것인지 막연하게 불안감을 안고 있다. 또 병에서 관심을 돌리려고 해서 수진이 늦어지고 본인이나 남에게 맡기려는 경향이 있다.

이 시기는 가족이 환자의 병을 이해할 수 있도록 병에 관한 기초지식이나 마주하는 법에 관해서 전달해야 한다.

❷ 혼란·비애·분노·방위

부인할 수 없는 인지장애 증상에 견디기 힘들어서, 분노나 슬픔을 나타내는 시기[2]이다. 한편 환자의 대응에 무척 고생하지만 신체·정신적으로 피곤해지기 시작하면서, "알고 있지만 화가 난다" "생각처럼 잘 되지 않는다" "나는 잘 하려고 하는데"라는 자기갈등이 일어나는 시기이기도 하다. 사소한 일로 화를 내거나, 소리를 지르고, 환자를 거부하려고 한다.

간병인으로서 가장 어려운 시기이므로, '이해력이 부족한 가족'이라고 단정지어서는 안된다. 또 분노의 대상이 의료인에게 향하는 수도 있으므로 가족의 상황을 파악한 후에 대응해야 한다. 또 분노가 간병인의 내면으로 향하기도 하므로 잘 표출되지 않으면 우울증이 되기 쉽다.

이 시기에는 이렇게 하는 것이 좋다는 간병에 관한 제안이나 안이한 격려는 역효과가 될 수 있다. 우선 간병인에게 자신의 생각을 털어놓게 한다. "어떤 일이 어렵습니까?" "자택에서는 어떤 상태입니까?" "어떤 일이 다행이라고 생각하십니까?" 등의 말을 건네면서 대화를 한다. 간병인의 생각을 공감·경청하면서, 간병의 부담이 경감되도록 사회자원의 조정이나 주치의에 대한 보고를 하며, 여러 직종과 협조하면서 지원해 간다.

❸ 자인(自認)·체념

간병을 현실적으로 인정하고, 인지장애를 병으로 인정하는 시기[3]. 안절부절하거나 화를 내는 것이 자신에게 득이 아니라고 상황을 체념하게 되며, 환자의 같은 증상에 대한 대응도 그다지 문제 삼지 않게 된다.

한편 인지장애가 진행되어 새로운 문제가 발생하면, 다시 '혼란·비애·분노·방위'의 단계로 되돌아갈 수 있다. 그러나 처음보다 '자인·체념'으로의 이행이 원활하다.

이 시기는 앞으로 어떤 간병을 할 것인가 등 장래의 예측을 확인한다. 자기 시간을 갖거나, 가족회의, 같은 경우를 겪는 사람들과 교류하는 등 간병인 자신의 기분전환의 기회를 갖는 것이 중요하다.

❹ 적응·수용

인지장애 증상을 수용하고, 간병함으로써 자신의 성장이나 새로운 가치관을 발견하는 시기[4]. 인지장애의 이해도 깊어져서 상대의 입장에서 생각할 수 있게 된다.

3) 가족의 생각을 이해
(1) 진단받은 지 얼마 안 된 가족을 이해

가족들이 환자의 이상을 알게 되었을 때, 경우에 따라서는 인지장애라고 진단을 받았을 때부터 간병이 시작됩니다. 최근 들어 미디어에서 인지장애에 관해 다루는 경우가 많아져서, 조기 단계에서 수진하는 경우가 늘고 있습니다.

국립장수의료연구센터의 경우, 초진환자의 7할이 인지장애라고 진단받고, MMSE 20점 정도로 일상생활에는 지장이 없는 초기 단계라고 진단받고 있습니다. 가족의 대부분이 더 이상 진행되지 않도록 약물요법을 간절히 원하고 있습니다. 그리고 가족으로서 아주 사소한 사건이 생기면 '인지장애가 진행되었다'고 불안해하거나, 약제의 부작용으로 약물요법을 중단하게 되면, 다음 수진까지 증상이 진행되는 것은 아닐까 하는 불안감으로 예정보다 빨리 진찰을 희망하는 경우도 흔히 볼 수 있습니다.

이와 같은 경우, 가족의 불안한 기분을 공감하면서 약제만이 증상진행을 예방하는 방책이 아니라는 점을 설명하고, 간병인의 관계나 환경의 조정도 예방과 관련되며, 인지장애의 진행과정에 관해서 설명한 후에 다음 진찰일정을 조정합니다.

입원중인 환자의 경우는 증상에 따라서 인지장애 약을 휴약 또는 중단시키는 경우도 있습니다. 전문의가 있는 경우는 괜찮지만, 없는 경우는 치료병

원과 정보를 교환하며 대응합니다.

가족에게는 치료에 불안감을 느끼는 경우도 있으므로, 가족의 생각을 물으면서, 현재 질환의 경과나 치료에 관해서 설명하고 이해를 구하도록 합니다.

(2) 간병의 중심에 있는 가족의 이해

간병하는 가족은 매일 환자의 증상이나 행동의 대응에 시행착오를 반복하면서 간병하고 있습니다.

가토(加藤)팀은 간병인이 느끼기 쉬운 3가지 갈등이 있다고 기술하고 있습니다[5]. 첫째는 환자와의 갈등입니다. "몇 번이고 똑같은 말을 한다" "피해망상으로 간병인이 표적이 된다" "눈을 뗄 수가 없다" "배설간병이 큰일" 등 직접적인 간병에 관한 갈등입니다.

둘째는 간병인 이외의 가족과의 갈등이 있습니다. 간병을 둘러싸고, "나만 간병하고 있다" "아무도 이해해 주지 않는다, 협조하지 않는다" "불평만 한다" 등의 갈등이 정신적 스트레스의 원인이 됩니다.

셋째는 간병인 자신의 갈등입니다. 간병과 마주하는 자세에 관해서, 간병인 자신의 마음 속에서 매일 흔들리는 갈등이 있습니다. 때로는 간병인 자신의 건강문제와 계속적인 간병에 관한 갈등도 생깁니다.

우리들 의료인은 간병인에게 인지장애 환자의 올바른 이해를 구하며 가족을 지도하는 경우가 있는데, 간병인의 대부분은 "우리들의 기분을 알아주었으면 좋겠다" "우리들을 이해해 주었으면 좋겠다" "우리들의 케어를 인정해 주었으면 좋겠다"라는 생각을 가지고 있는 점을 잊어서는 안됩니다. 간병인의 갈등이나 생각을 이해하면서 지도하면 가족의 생각과 어긋남이 적어지게 됩니다. "그렇게 하시기를 정말 잘 하셨어요" "좋은 생각이네요"라고 가족의 케어를 위로하고, 인정해 주는 것도 지원의 한 방법이라고 할 수 있습니다. 가족은 의료인이라는 후원자가 있으므로 간병에 적극적인 자신감을 가지게 됩니다. 또 경우에 따라서는 의료인측에서 다른 가족에게 협력을 요청하거나, 비공식적 서비스를 활용하는 등 간병인이 고립되지 않도록 지원하는 것도 중요합니다.

필자는 가족교실의 운영에 종사하면서, 배회하는 환자의 경우는 이웃 가족에게 설명하여 지역단위로 서로 돌보는 체제를 운영하는 가족과, 물건을 도둑맞았다는 망상으로 몇 번이나 경찰에 신고하는 환자의 경우는 경찰에 사정을 설명하고, 신고시에는 경찰관이 환자에게 '가족이 전화하게 하세요'라고 전하도록 협력을 구하는 가족도 만난 적이 있습니다. 누구나 지역사람들의 협조를 받아서 간병을 계속할 수 있습니다. 인지장애라고 공표하는 것은 용기가 필요한 일이다. 하지만 지역에 협력자가 생기는 것은 간병인으로서 마음 든든한 일이므로, 지역으로 눈을 돌리도록 조언하는 것도 중요합니다.

환자의 입원은 가족으로서 객관적으로 사태를 정리할 기회입니다. 가족과 상담하면서 서비스를 조정하거나, 앞에서 기술한 다른 가족의 대응례를 보면서 구체적으로 가족이 실천할 수 있도록 지원하는 것이 바람직합니다. 반대로 간병력이 저하되어 있거나, 간병에 한계를 느낀 경우는 의료인측에서 환자에게 최선의 방법으로 구체적인 사회자원을 제안해 퇴원 후 간병환경의 수정을 제안합니다.

(3) 가족이 안고 있는 간병에 대한 부담과 스트레스

2010년 국민생활조사에 따르면, 환자를 간병하는 가족의 64.1%가 동거하고 있으며 관계로는 '배우자' 25.7%, '아들' 20.9%, '아들의 배우자' 15.2%로 배우자와의 동거비율이 가장 높습니다. 성별로는 여성이 69.4%를 차지합니다(p186 자료41).

가토박사는 인지장애 가족의 간병에 대한 스트레스는 여러 요인이 고려되며, 대부분의 연구결과에서 공통적으로 말하는 간병부담감에는 간병인의 '건강문제', 간병인의 가족의 '경제상태', '간병인의 사회적 활동의 제한' 가족이나 이웃의 이해가 없는 등의 '정신적 부담', 협조하는 사람이 없는 '고독감', 언제까지 현재 상황이나 간병을 계속할 것인지 예측할 수 없는 점에 대해 기술하고 있습니다[6].

이와 같이 가족이 인지장애에 걸리면, 간병하는 가족은 인지장애에 걸리기 전 환자의 모습과의 차이에 당황스럽고, 환자의 인지장애 증상에 대한 대응, 끝이 보이지 않는 간병, 간병인의 건강문제 등으로 스트레스나 부담감을 느끼게 됩니다.

자료 41. 환자와의 관계로 본 주요 간병인의 구성비율

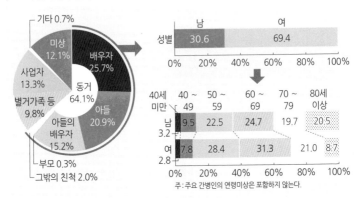

주 : 주요 간병인의 연령미상은 포함하지 않는다.

후생노동성 2010년 국민생활기초조사

자료 42. 성별로 본 동거하는 주요 간병인의 고민이나 스트레스의 원인의 비율 (복수답)

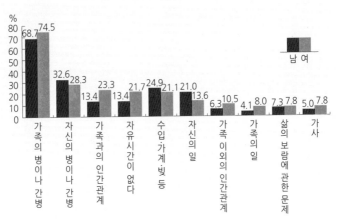

후생노동성 2010년 국민생활기초조사

(4) 관계별 가족의 부담감

간병하는 가족과 환자의 관계에 따라서도 간병에 대한 생각이나 부담감이 달라집니다. 관계별 포인트는 다음과 같습니다.

❶ 부부인 경우

부담감이나 스트레스가 노출되지 않는 경우가 있다. 특히 고령부부인 경우는 두 사람만 사는 경우가 많아서, 혼자서 어떻게든 대응하려고 하기 때문에 고립되기 쉽다. 주위가족이나 서비스를 잘 이용하면서 간병을 계속할 수 있도록 지원해야 한다. 또 간병인이 남자인 경우, 간병뿐만 아니라 가사까지 도맡아야 하므로 생활에 대한 부담이 크다. 간병인이 부인인 경우는 일과의 양립이 어려워진다. 반면, 간병인이 여성인 경우는 가사나 간병에 유연성이 있는 편이지만, 환자가 일을 할 수 없게 되므로 경제적 문제가 생긴다.

❷ 친부모의 간병인 경우(아들, 딸이 간병)

병이 걸리기 전 믿음직했던 부모의 모습이나 어렸을 적부터 봐 온 부모의 모습 때문에, 환자의 현 상태를 수용하기 어려운 경향이 있다. 그 때문에 타인의 일처럼 행동하는 가족이 있거나 그 반대로 부모님을 위해서 필사적이 되어 고립되는 가족도 있다. 또 부모자식간이라 해서 기탄없이 서로 말하다가 상처가 되는 말을 하는 경우도 있다.

❸ 배우자 부모의 간병인 경우(사위·며느리가 간병)

배우자 부모를 위한 간병의 대부분은 며느리가 하고 있다. '며느리로서 간병해야 한다'는 주위의 시선 등에 스트레스를 느끼면서 간병하고 있다. 환자에게도 기탄없이 말할 수 없거나 혼자서 짊어지는 경우가 있어서, 다른 가족의 협조를 얻을 필요가 있다. 그러나 친부모의 간병이 아니라는 점에서, 현재 처한 상황과 자신을 객관적으로 보면서 간병할 수 있다.

어쨌든 간병하는 가족과 환자가 병에 걸리기 전부터의 관계가 크게 영향을 미치므로 이상적인 간병상을 강요할 것이 아니라 각각 관계에 따른 입장을 이해하면서, 자택에서 간병하기 위한 타협점을 찾아가야 한다.

4) 가족지원의 실제

(1) 가족이 안고 있는 문제나 간병지원체제를 파악한다.

간호사는 가족과 관련될 때에 가족의 인지장애나 간병에 대한 수용상황 (p180참조), 간병에 대한 생각이나 부담감의 유무, 간병상황, 가족이외의 간병인이나 협력상황, 가족관계, 사회자원 이용상황에 관하여 정보를 수집하고, 간병에 문제가 생기지 않았는가 파악해야 합니다. 이것은 환자가 입원함과 동시에 하는 것이 바람직하며, 입원기간 중에는 문제점에 관해서 해결해 갑니다.

그 때는 여러 직종과 협력하여 해결하는 것이 바람직합니다(p166 참조). 가족에 따라서는 퇴원 후 시설을 선택하는 가족도 있으므로, 가족의 의향을 초기 단계에서 물어보는 것이 원활한 퇴원지원이 될 수 있습니다.

가족이 재택간병을 선택한 경우, 환자의 인지 기능이나 신체기능의 정도에 따르지만 약제관리는 누가 어떻게 하는지, 가족끼리 관리가 어렵다면 어떻게 할 것인지, 가족의 부담을 가능한 최소화 하기 위해서 어떤 사회자원을 활용하면 좋은지, 간병부담을 느끼기 시작하면 지역에서 어떤 가족지원을 받을 수 있는지(상담창구 등) 검토하여 가족을 지도합니다.

(2) 유비무환-간병체제의 정비-

2010년 국민생활기초조사에 따르면, 간병서비스를 이용하지 않고 간병하는 가족이 22.1%이며 이용하지 않았던 세대를 세대별로 보면, 핵가족세대가 23.6%로 가장 많았습니다. 이용하지 않은 이유는, '가족끼리 어떻게든 할 수 있다'가 53.0%였습니다(p189 자료 43). 이와 같이 자기 혼자서 어떻게든 간병할 수 있다는 동거간병인이 많은 것을 알 수 있습니다.

간병인 외에 동거하지 않는 가족이 협력하게 되면 간병인의 부담이 적어지지만, 간병인이 '아직 할 수 있다'고 고집하며 떠안고 있는 경우도 있으므로 주의가 필요합니다. 이와 같은 경우, 간병인이 조금이라도 여유롭게 간병할 수 있도록 단계적으로 조금씩 서비스의 이용을 권해 봅니다.

자료 43. 방문센터·복지센터·단기입소 서비스, 소규모 다기능형 재택간병을 이용하지 않는 가족의 이유의 비율 (복수답)

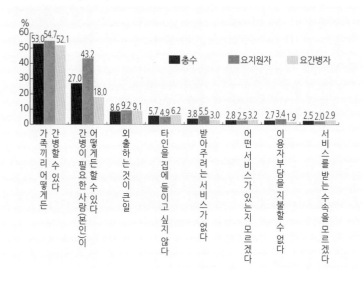

후생노동성 2010년 국민생활기초조사

인지장애인 경우 증상의 진행을 피할 수 없기 때문에 '아직 괜찮다'고 가족이 생각하고 있어도 간병인이 병에 걸리거나, 환자가 자주 화를 내고, 폭력이 나타나며, 배회를 시작하는 등의 BPSD가 출현·악화되는 수가 있습니다.

이 시점에서 간병보험을 신청하지 않은 경우, 신청수속부터 시작해야 필요한 때에 서비스를 받을 수 있습니다. 이와 같은 상황을 위해서 '인지장애'라고 진단받은 시점부터 간병보험을 신청해 두는 것이 좋습니다.

최근 들어 미디어 등에서 인지장애가 거론되는 경우가 많아서 초기단계에서 수진·치료할 수 있게 되었습니다. 일상생활에 지장이 없는 단계에서 간병보험의 신청이나 장래에 관해 지식을 갖는 것이 그 시점의 가족에게는 불필요하다고 생각되기 십상이다. 하지만 예비적 행동이나 지식을 갖추고 있다면 문제가 발생했을 때 당황하지 않고 적절히 대처할 수 있다.

또 환자를 둘러싼 간병환경을 정비하기 위해서 가족이 어느 단계까지 간병할 생각인지, 시설을 이용할 생각인지, 언제까지 간병할 수 있을 것 같은지를 확인해 두는 것도 필요합니다. 때로는 마지막은 어디에서 지낼 것인지도 확인해야 합니다. 아무리 의료인이 이 간병체제가 바람직하다고 생각해도 가족이 간병력이나 앞으로의 간병에 대한 생각이 반영되지 않으면, 자택에서 계속 간병할 수가 없습니다. 가족이 앞으로의 방향성을 잃었을 때는 간병인과 충분히 상담한 후 방향성을 결정합니다.

(3) 가족의 심리·교육적 지원

환자에게는 간병하는 가족의 대응 또한 환경 중의 하나입니다. 가족의 대응방법에 따라서 BPSD가 나타나고 가족의 부담을 조장하게 됩니다. 인지장애 치료는 환자에게만 해서는 곤란합니다. 예를 들어 약제 관리는 초기단계부터 어려워서 치료를 계속하기 위해서는 가족의 협력이 필요합니다. 또 진찰할 때도 병식이 없는 환자나 인지 기능의 저하로 자신의 경과를 얘기하지 못하는 환자가 있어서, 가족의 정보가 치료상황을 파악하는 데 중요한 역할을 합니다.

입원을 계기로 인지장애를 알게 된 경우는 전문의에게 진단을 받게 하고, 전문의나 간호사로부터 가족들이 인지장애의 이해나 대응방법에 대해 설명 듣게 하는 것이 바람직합니다.

가족 중에 인지장애에 관한 이해가 부족하거나 수용할 수 없어서 간병에 대한 부담감이 크고, 환자에 대한 기대감이 강한(무리하기 쉽고, 인지장애가 낫는다고 믿고 있다) 경향을 보이는 경우는 계속적이고 효과적인 치료를 방해하거나 환자의 정신상태에 악영향을 미칠 수 있으므로, 면담이나 가족교실의 참가를 촉구하는 등의 가족지원을 합니다.

국립장수의료연구센터 건망센터 외래에서는 수진환자의 가족에게 전화상담이나 면담의 기회를 마련하고 있습니다. 또 고지를 받은 환자 및 가족을 대상으로 하는 교실, 유연하게 간병을 실천할 수 있는 능력을 육성하는 교실, 간병가족을 지원하는 강좌 등을 개최하고 있습니다.

이와 같이 대상에 적합한 교실을 여는 것도 효과적이지만, 가족에 따라서는 집단지원보다는 개별지원이 적합한 가족도 있으므로 수용상황, 이해력 등 가족의 능력에 맞추어 지도하는 배려가 필요합니다.

또 '가족 중에 인지장애 환자가 있는 사람들(간병하는 사람들)의 가족모임'에 참가하는 것도 효과적입니다. 같은 환경에서 같은 고민을 가진 사람끼리 생각을 공유하고, 간병방법을 참고하며 정보를 교환하는 것은 고립감이나 고독감을 해소하고 적극적으로 간병을 계속하게 합니다.

간병인이 자기의 간병을 객관적으로 검토하는 유연한 시각으로 가족이나 인지장애인 사람의 입장에서 생각하게 되면, 스스로 간병환경을 조성하기 때문에 환자의 증상이 안정되고 평온하게 지낼 수 있게 됩니다. 그러기 위해서 간호사가 가족에 대한 심리·교육적 개입을 도모하고 여러 가지 지원을 하는 것이, 인지장애라는 병이나 환자의 상태를 수용할 수 있도록 유도하게 됩니다.

자료 44. 가족모임의 주요 역할과 효과

- 같은 간병가족이나 전문직 관계자로부터 인지장애와 간병의 정보를 얻을 수 있다.
- 제3자가 들어오는 것, 다른 가족과의 접촉에 의한 고립감, 부담감을 해소할 수 있다.
- 타인을 수용함으로써 자신감이나 자존심을 회복할 수 있다.

加藤伸司·矢吹和之편 개정 시설스텝과 가족을 위한 인지장애의 이해와 가족지원방법,p35, World planning, 2012

인용문헌
1) 加藤伸司·矢吹和之편:개정 시설스텝과 가족을 위한 인지장애의 이해와 가족지원방법,p28, World planning, 2012
2) 松本一生저:가족과 배우는 인지장애 간병인과 지원자를 위한 가이드북,p60.금원출판.2007
3) 1)항,p29
4) 1)항,p29
5) 1)항,p34
6) 1)항,p26

3장

- 2015년의 고령자간호-고령자의 존엄을 지원하는 케어의 확립을 향하여-, 고령자간호연구회보고서, 2003
- 장래 인지장애시책의 방향성에 관하여, 후생노동성 인지장애시책검토 프로젝트팀 보고서, 2012
- 일본인지장애 케어학회편 : 인지장애 케어표준텍스트 인지장애 케어의 기초, World planning, 2007
- ·인지장애 간호연구·연수대부센터주체 영국 브래드퍼드대학 인간중심·돌봄과 인지장애 케어 mapping (DCM) 연수기초코스 강의자료 '인간중심·돌봄'
- 인지장애 간호연구·연수대부센터일람 : Evaluating Dementia Care The DCM Method 각 환자를 중심으로 하는 케어를 지향하며-인간중심·돌봄과 Dementia Care Mapping, 제7판 일본어판 제4판, 인지장애 간호연구연수대부센터, 2006
- 인지장애 간호연구·연수대부센터편 : DCM (Dementia Care Mapping) 이념과 실천, 제8판, 일본어판 제2판, 2012
- 인지장애 간호연구·연수대부센터편 : DCM (Dementia Care Mapping) 이념과 실천 '퍼슨 센터드·케어 : DCM의 가치기반', 제8판, 일본어판 제2판
- 2002년도 고령자치매간호연구보고서 DCM법 (Dementia Care Mapping) 도입을 향한 준비사업~ '인간중심·돌봄'을 실천하기 위해서, 국제세미나 'Person Centred Care for people with dementia' Dawn Brooker팀 강연자료, 고령자치매간호연구연수대부센터, 2003
- 水野裕저 : 실천 Person Centred Care 인지장애가 있는 사람들의 지원을 위하여, World planning, 2008
- 六角僚子저 : 인지장애 케어의 견해와 기술, 의학서원, 2005
- 톰·킷우드저, 高橋誠一역 : 인지장애 Person Centred Care, 筒井書房, 2005
- 鈴木mizue저 : Person Centerd Care와 Dementia Care Mapping을 이용한 연구의 동향과 간호연구의 과제, 간호연구, 39 (4), 2006
- 인지장애 간호연수연구대부센터 : Person Centred Care의 시점을 활용한 본인과 간병가족을 위한 대부센터식 커뮤니케이션 팩 Person Centred Care의 이해II-10-14, 인지장애 간호연구연수대부센터, 2010
- 北川公子저 : II 인지장애인 사람의 일상생활의 이해와 케어 인지장애인 사람의 커뮤니케이션과 그 기술, 간호기술, 53 (12), 2007
- 松下正明·金川克子감 : 개별성을 중시한 인지장애 환자의 케어, 의학예술사, 2007
- 山田律子·井出訓編집 : 생활기능에서 본 노년간병과정＋병태·생활기능관련도 제1판, 의학서원 2011
- 中島紀惠子책임편집 : 신판 인지장애인 사람들의 간병, 의치약출판주식회사, 2013
- 酒井郁子·諏訪sayuri저, 中島紀惠子·石垣和子감수 : 고령자의 생활기능재획득을 위한 케어프로토콜 제휴와 협동을 위하여, 일본간호협회출판회, 2010

4장

- 茂呂悅子편저 : 섬망으로 당황하지 않는다, 의학서원, 2011
- 一瀬邦弘, 太田喜久子 외 감수 : 섬망 바로 발견하여! 바로 대응!, 조림사, 2011
- 西村勝治, 山內典子편집 : 섬망케어를 깊이 연구하여 중증화되지 않는 간호, 간호기술, 메디컬프렌드사, 2011
- 服部英幸편집 : BPSD초기대응가이드라인, 라이프사이언스, 2012
- 淸水裕子편저 : 커뮤니케이션으로 시작하는 인지장애 케어북, Gakken, 2008
- 萩野悅子·山田律子·井出訓編집 : 생활기능에서 본 노년간병과정＋병태·생활기능관련도 제1판, 의학서원 2011
- 萩野悅子·繁田雅弘편집 : (II) 인지장애인 사람의 일상생활의 이해와 케어 인지장애인 사람의 일상생활에서의 어려움과 케어의 포인트 ④수면 케어, 10일시간간호 인지장애 케어의 실천가이드, 간호기술, 메디컬프렌드사, 2007
- 국립장수의료연구센터 간호부 : 고령자간호 실천가이드 I 인지장애 케어, 2011
- 六角僚子저 : 인지장애 케어의 견해와 기술, 의학서원, 2005
- 美濃良夫 외؛편저 : 고령자간병 급변시의 대응메뉴얼, 강담사, 2007
- 品川俊一郎 : 인지장애의 식행동, 노년정신의학잡지, 제20권, 제7호, 2009
- 小阪憲司, 羽田野治 : 루이소체형 인지장애의 간호를 알 수 있는 가이드북, 메미카출판, 2010
- 服部英幸편집, 정신증상·행동이상 (BPSD) 을 나타내는 인지장애 환자의 초기대응의 지침작성연구반저 : BPSD초기대응가이드라인, 라이프사이언스, 2012

5장

- 후생노동성팀 의료추진방책검토 WG 팀의료추진협의회 : 팀의료추진을 위한 기본적 견해와 실천적 사례, 2011
- 加藤伸司·矢吹和之편 : 개정 시설스탭과 가족을 위한 인지장애의 이해와 가족지원방법, World planning, 2012
- 松本一生저 : 가족과 배우는 인지장애 간병인과 지원자를 위한 가이드북, 금강출판, 2007
- 후생노동성 : 2010년 국민생활기초조사의 개황 IV간호의 상황
- 金川克子, 野口美和子감수 : 최신고령자프랙티스 인지장애 케어·터미널케어, 중앙법규, 2005
- 杉山孝博 : 인지장애 간호의 '기본'을 이해한다, 커뮤니티케어, 일본간호협회출판사, 2007
- 中島紀惠子 : 인지장애 환자의 가족에 대한 간호법, 가족간호, 일본간호협회출판사, 2009
- 藤田冬子 : 고령인지장애 환자의 퇴원지원에 있어서 가족케어, 가족간호, 일본간호협회출판사, 2013

부록

1. 입원시 인지장애 간이스크리닝

인지 기능장애의 유무를 간단히 판단할 수 있는 스크리닝테스트를 게재하였으니 활용하십시오.

1) 올해 연세가 몇 살이십니까?
① 정확하게 대답할 수 있다(2년까지의 오차는 가능).
② 연령을 대답하지 못하고 생일을 말하려고 한다.
③ 연령도 생일도 말하지 못한다.

2) 지금부터 3개의 단어를 말씀드릴테니까 제 다음부터 반복해서 말씀하십시오(매화·개·자동차).
2회 반복해도 3개를 외우지 못한다.

3) 오늘이 몇 월 며칠입니까? 지금 계절은 봄, 여름, 가을, 겨울 중 언제입니까?
어느 것도 대답하지 못하거나, 달과 계절이 엇갈린다.

4) 아까 외우라고 한 3개의 단어는 무엇이었습니까?
전혀 생각나지 않거나, 하나만 생각난다.

※붉은색 글자의 소견이 하나라도 있을 때에는 인지장애를 의심하며, HDS-R이나 MMSE를 시행합니다.

2. 간단한 인지장애 스크리닝 검사

인지 기능을 평가받는 것은 일반인이나 인지장애가 있는 사람이나 매우 큰 스트레스가 됩니다. 그래서 간이스크리닝테스트는 간단하게, 피검자에게 가능한 인지장애 검사라고 생각되며 단기기억장애와 시간에 대한 지남력장애를 체크할 수 있는 것이 중요합니다.

1) 몇 살이십니까?

연령을 묻고, 2년이내의 오차로 대답하면 1점, 그 이상 벗어나거나 생년월일을 대답하는 경우는 0점으로 한다.

2) TV나 신문은 보십니까? 최근 뉴스에서 인상에 남는 뉴스가 있습니까?

가족의 정보 없이 최근 사건을 기억하고 있는지 판정할 수 있어서 유용하다. 이와테(岩手)의대의 타카하시(高橋)팀은 단독으로도 유용하다고 보고하였다. 얼버무리는 반응이 강한 인지장애인 사람은 TV나 신문을 보고 있느냐는 질문에는 보고 있는 것을 강조하지만, 그 내용을 물으면 대답하지 못하거나 애매한 대답을 한다. 대답하면 1점, 대답하지 못하면 0점.

3) 그런데 지금은 몇 월입니까? 계절은 봄, 여름, 가을, 겨울 중 언제입니까?

다소 인지 기능테스트적인 질문이지만, 달과 계절이 일치하는가로 판정합니다.

※이 3가지 중 하나라도 실점하는 경우에는 HDS-R이나 MMSE를 시행합니다.

3. 하세가와(長谷川)식 인지장애 스케일(HDS-R)의 해설

HDS-R은 인지장애의 스크리닝을 목적으로 하는 평가척도입니다. 동작성을 포함하지 않는 다음의 9문항으로 이루어지는 검사로 단시간에 시행 가능하고 실용적이며 정도(精度)가 높습니다. 질문내용에 관해서는 200페이지를 참조합니다.

문제1 : 연령

만 연령을 정확하게 말하면 1점을 주고, 2년까지의 오차는 정답으로 간주한다(1점).

문제2 : 일시의 지남력

연·월·일·요일을 묻는 문제로, 각각 따로 물어도 된다. 각 정답에 1점씩 준다(4점).

문제3 : 장소의 지남력

지금 있는 장소를 묻는 문제로, 각각 따로 물어도 된다. 자발적으로 대답하면 2점을 주지만, 정답을 맞추지 못하는 경우에는 "병원입니까? 집입니까? 시설입니까?"라는 식으로 묻고, 선택할 수 있으면 1점을 둔다(2점).

문제5 : 3가지 단어의 기명 : 3단어의 직후 재생

"지금부터 말하는 3가지 단어를 말씀해 보십시오. 나중에 또 여쭤 볼 테니 잘 기억하십시요"라고 지시하고, 정답에는 1점을 준다. 만일 정답을 맞추지 못하는 경우, 정답수를 채점한 후에 맞는 답을 가르쳐주며, 외우게 한다(3점).

문제6 : 계산

100에서 차례대로 7씩 빼는 문제, "100 빼기 7은 얼마입니까?" "그 다음 7을 빼면 얼마가 되지요?"라고 묻는다. 각 정답에 1점을 주는데, 처음 빼기의 답이 틀린 경우에는 중단하고, 다음 문제로 넘어간다(2점).

문제7 : 숫자를 거꾸로 말하기

"제가 지금부터 말하는 숫자를 거꾸로 말해 보십시오."라고 지시한다. 정답은 각 1점을 주지만, 3줄을 실패한 경우에는 중단하고, 다음 문제로 넘어간다(2점).

문제8 : 3가지 단어의 지연재생

"조금 전에 외운 단어를 다시 한번 말씀해 보십시오" 자발적으로 대답하면 각 2점씩 준다. 대답하지 못하는 단어가 있는 경우에는 조금 기다렸다가 힌트를 주고, 정답을 맞추면 1점을 준다(6점).

문제13 : 5가지 물건 이름

미리 준비한 5가지 물건의 이름을 한 개씩 말하면서 보여준 다음, 감춘 후에 "순서는 상관없으니까, 지금 여기에 있었던 것이 무엇이었습니까?"라고 묻는다. 물건은 반드시 서로 관련이 없는 것을 사용하며, 각 정답에는 각각 1점씩 준다(5점).

문제14 : 채소 이름 : 단어의 유창성

"알고 있는 채소 이름을 가능한 많이 말씀해 보십시오" 도중에 단어가 막혀서 10초 정도 기다려도 채소 이름을 대지 못하는 경우에는 중단한다.
5개까지는 0점, 6개=1점, 7개=2점, 8개=3점, 9개=4점, 10개=5점이 된다(5점).

HDS-R의 만점은 30점으로 점수가 높을수록 정답이 많은 것을 나타냅니다. 득점의 컷오프포인트는 20점과 21점 사이로 설정되어 있습니다. 즉, 20점 이하인 경우는 인지장애로 의심해 볼 수 있습니다.

4. MMSE (Mini-Mental State Examination)의 해설

MMSE는 1975년에 Folstein팀에 의해 작성된 간편한 인지 기능검사입니다. 현재, 인지장애의 스크리닝으로서 국제적으로 가장 널리 사용되고 있습니다. 11항목의 질문 중 4가지 동작성검사가 포함되어 있는 것이 큰 특징 중의 하나입니다. 질문내용에 관해서는 200페이지를 참조 하세요.

문제2 : 시간의 지남력
"오늘은 몇 년 몇 월 며칠 무슨 요일입니까? 계절은 언제입니까?"를 묻는다. 천천히 하나씩 묻고, 각 정답에 1점씩 준다(5점).

문제4 : 장소의 지남력
"어느 도, 어느 시, 어느 구, 어느 병원 (시설명), 몇 층" 등을 묻는다. 순서대로 재촉하지 말고 질문하며 정답에 각각 1점씩 준다(5점).

문제5 : 물건명칭의 복창 : 3단어의 직후재생
서로 관계 없는 물건의 명칭을 복창하게 한다. 정답에 각 1점씩 주지만, 이 물건명은 문제5에서 다시 한번 상기시키므로, 틀리면 최고 6회까지 같은 작업을 반복한다(3점).

문제6 : 계산
100에서 차례대로 7씩 빼게 하는 연속뺄셈을 한다. 5회까지 반복하고, 정답에 각 1점씩 준다(5점).

문제8 : 3단어 지연재생
문제3에서 기억하게 한 3가지 물건명을 다시 묻는다. 정답마다 1점씩 준다(3점).

문제9 : 물건의 호칭
팔목시계를 보여 준 다음, 이것이 무엇인지 묻는다. 연필도 똑같이

한다. 정답마다 1점씩 준다(2점).

문제10 : 문장의 복창
문장을 반복하게 한다. 1회만으로 평가한다(1점).

문제11 : 3단계명령
아무 것도 써 있지 않은 종이를 주고 명령을 내린다. 단계마다 바르게 작업한 경우에 1점씩 준다(3점).

문제12 : 지시
환자에게 적합한 크기의 글자가 적힌 보드를 보여 주고, 그것을 읽고 그대로 하도록 지시한다. 잘 따른 경우(눈을 감았을 때)에만 1점을 준다(1점).

문제15 : 문장 작성
아무 것도 써 있지 않은 종이를 주고 문장을 쓰도록 지시한다. 예문을 주어서는 안되며 의미 있는 문장으로 문법이나 구두점은 틀려도 된다(1점).

문제16 : 도형모사의 11항목으로 구성되어 있다
겹친 2개의 5각형이 그려진 보드를 보여주고, 그것을 그리게 한다. 모사는 각이 10개 있고, 2개의 5각형이 교차되어 있는 것이 득점 조건이다(1점).

30점 만점이며, 득점이 낮을수록 인지 기능장애가 중도(重度)라고 추정된다. 득점의 컷오프포인트는 23점과 24점 사이로 설정되어 있습니다. 즉, 23점 이하인 경우는 인지장애가 의심스럽습니다. 그러나 24점 이상이라도 시간의 지남력에서 3점 이하, 단어의 지연재생이 낮은 점수인 경우는 인지장애로 이행될 확률이 높습니다.

성명		검사일	년	월	일		요일	연령	세
성별	남 여	교육연수	년	사용하는 손	왼손		오른손	검사자	

	질문내용		HDS-R	MMSE	평가내용
1	성함은? 연세는 몇 살이십니까?(2년까지의 오차는 정답)		0 1		자기인지
2	오늘은 몇 년 몇 월 며칠입니까?	연	0 1	0 1	시간의 지남력
		월	0 1	0 1	
		일	0 1	0 1	
		요일	0 1	0 1	
	지금 계절은 언제입니까?			0 1	
3	우리들이 지금 있는 곳은 어디입니까?(자발적으로 말하면 2점, 5초 있다 가 집입니까?병원입니까?시설입니까? 중에서 맞추면 1점)		0 1 2		장소의 지남력
4	여기는 어느 병원입니까? 여기는 몇 층입니까? 여기는 어느 도입니까? 여기는 어느 시입니까? 여기는 어느 동입니까?			0 1 0 1 0 1 0 1 0 1	장소의 지남력
5	지금부터 말하는 3가지 단어를 말씀해 보십시오. 나중에 또 물어보니까 잘 기억하십시오(다음 중 어느 하나에 ○표를 해 둔다. 1: a) 벚꽃 b) 고양이 c) 전차 2: a) 매화 b) 개 c) 자동차		0 1 0 1 0 1	0 1 0 1 0 1	기명
6	100에서 차례대로 7씩 뺀다(5회까지).	(93) (86) (79) (72) (65)	0 1 0 1	0 1 0 1 0 1 0 1 0 1	집중·계산
7	내가 지금부터 말하는 숫자를 거꾸로 말씀해 보십시오(6-8-2, 3-5-2-9를 거꾸로 말하게 한다. 3번 실패하면 중단한다).		0 1 0 1		기명
8	조금 전 암기한 단어를 다시 한번 말씀해 보십시오(자발적으로 맞추면 각 2 점, 대답하지 못하는 경우, 다음의 힌트를 주고 맞추면 1점). a)식물 b)동물 c)타는 것			0 1 0 1 0 1	재생
9	다음 문장을 반복하다. "모두 힘을 합하여 줄을 당깁니다"			0 1	문자의 복창

10	(3단계 명령) "더 큰 종이를 집으세요"
	        "그것을 반으로 접으세요"
	        "저에게 주세요"
				0 1
				0 1
				0 1
					문자의 이해·기억

11	아래에 쓰여 있는 문장을 읽고, 그 지시에 따라 하십시오.			0 1	문자의 이해
12	(시계를 보이면서) 이것은 무엇입니까? (연필을 보이면서) 이것은 무엇입니까?			0 1 0 1	물건호칭
13	지금부터 5가지 물건을 보여드리겠습니다. 그것을 감출테니 무엇이었는지 말씀해 주십시오(서로 관계 없는 것).		0 1 2 3 4 5		시각기억
14	알고 있는 채소이름을 가능한 많이 말씀해 보십시오(도중 에 막히거나, 10초정도 기다려도 대답하지 못하면 중단한 다. 0~5점, 6=1점, 7=2점, 8=3점, 9=3점, 10=5점).		0 1 2 3 4 5		언어의 유창성
15	(아무 문장이나 써 보십시오)			0 1	작문능력
16	(다음 도형을 그려 보십시오)			0 1	구성
		합계	/30	/30	

11 눈을 감으십시오.

15 문장→

16 보고 그리기

◆ 간호사로서 주의할 점

스케일의 결과에 얽매여, 환자의 인격을 평가하지 않는 것입니다. 스케일 평가와 일정기간 고령자의 동작 하나하나를 비교 점검한 것을 합하여, 인지장애의 상태변화를 종합평가하는 것이 중요합니다.

◆ 심리검사를 실시할 때의 유의점

1) 검사실의 밝기를 조절하고 조용한 분위기로 피검자를 배려합니다.

2) 가능한 검사에 관하여 올바르게 설명하고, 피검자의 불안을 없앱니다.

3) 피검자의 시력, 청력을 배려합니다.

4) 과제를 지시할 때는 큰 목소리로 천천히 알기 쉽게 설명합니다. 가능한 한 번에 2가지 지시를 하지 않습니다.

5) 검사결과뿐 아니라, 검사 중의 상태나 과제에 임하는 방법에도 주의합니다.

6) 검사종료 후에는 간단한 피드백을 통해 피검자를 안심시킵니다.

심리직만 실시할 수 있는 것이 아니므로, 다른 직종의 관계자가 실시하는 경우라도 심리검사에 관해서 잘 이해한 후에 하는 것이 바람직합니다.

6. 링거발거를 예방하는 방법

본원에서는 환자의 링거가 빠질 염려가 있는 경우, 환자가 신경이 쓰이지 않도록 다음과 같은 방법을 사용하고 있습니다.

STEP 1
링거줄을 의복의 카라 속으로 넣는다.

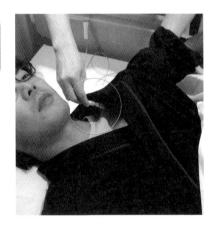

STEP 2
소매 속을 지나서, 소매입구로 꺼낸다.

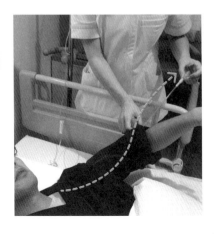

링거주입부를 붕대로 덮는다.

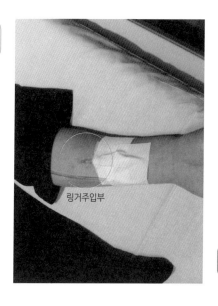

링거주입부

링거줄이 눈에 띄지 않아서
신경이 쓰이지 않게 된다.
또 붕대로 덮음으로써,
자기발거가 어려워진다.

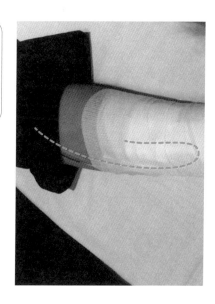

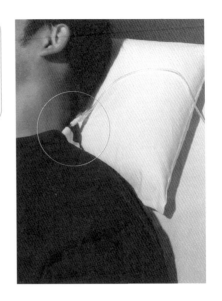

STEP 5

링거줄을 등으로 돌려서, 환자가
볼 수 없게 한다. 링거줄과
카라 끝을 테이프로 고정시키면
잘 벗어나지 않게 된다.

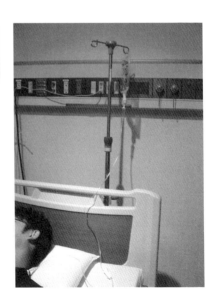

STEP 4

링거대는 환자의 시야에 띄지
않도록 두부의 후방으로 옮긴다.

7. 신체를 구속하지 않고 낙상을 예방하는 방법

특히 인지장애가 있는 환자는 인지 기능이나 정신증상, 운동기능 등으로 낙상 위험을 평가하여, 낙상을 예방하고 넘어졌을 때의 충격에 대한 준비를 해 둡니다.

❶ 침상 주위의 검토

다음과 같은 준비 외에, 환자의 생활습관에 맞춰 침대가 아니라 바닥에 매트를 까는 침상으로 변경해도 된다.

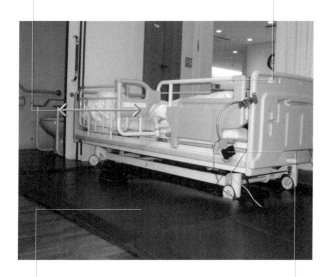

화장실까지의 거리가 짧아진다.

붙잡고 걸을 수 있도록 난간이나 손잡이를 설치한다.

베드 아래에는 충격흡수 매트를 깔아둔다.

이상(離床)센서를 사용 [적외선 타입]

❷ 휠체어 승차 중의 검토

넘어질 위험이 있는 환자가 승차 중에 일어섰을 때에 알리는 클립식 이상 센서를 사용한다.

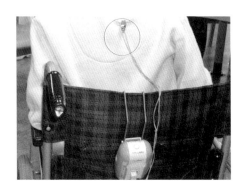

❸ 식사 간호시의 검토

병실 이외의 장소에서 넘어질 위험이 있는 환자가 일어섰을 때, 바로 알아 채고 필요한 지원을 할 수 있도록 간호사의 위치배정에도 배려가 필요(사진 은 식당에서 식사를 돕는 사례). 간호사가 널찍하게 환자를 볼 수 있는 대각 선상에 위치하여, 식사를 돕는다.

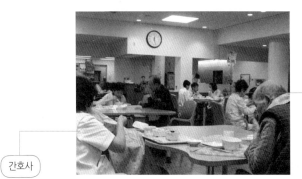

간호사

간호사

8. 섬망을 예방하는 방법

1) 일상생활에 관한 정보를 구체적으로 파악한다.

2) 검사나 치료를 비롯한 입원생활의 상황을 구체적으로 설명한다(고령자나 인지장애가 있는 사람은 본인이 알 수 있는 말이나 방법으로 그 때마다 설명).

3) 전신상태를 관리한다(통증이나 가려움증, 요의 등도 포함된다. 변화를 숙지하고 조기에 대응한다).

4) 환경을 정비한다.
❶ 감각을 차단하는 상황을 줄인다.
· 보청기, 안경, 의치의 사용. 구강케어를 한다.
· 좋아하는 음악이나 TV를 감상한다.
· 가족이나 추억의 사진을 장식한다. 달력이나 시계를 보이는 장소에 놓는다.

❷ 지남력을 보충한다.
· 시간이나 장소, 치료나 앞으로의 전망에 관한 정보를 제공한다.
· 주위의 상황을 인식할 수 있도록 한다.

❸ 기분 좋은 환경 조성
· 프라이버시를 보호한다.
· 태양빛을 쬐게 한다.
· 조명이나 실온은 환자의 희망에 따라서 조정한다.
· 불쾌한 자극을 줄인다(모니터의 알람소리나 스텝의 어수선한 분위기 등).
· 현재 상황을 알기 쉽게 전달한다.
· 가능한 같은 간호사가 케어하여 친밀한 관계를 형성한다.
· 목소리의 톤이나 속도를 배려하고, 알기 쉬운 말로 설명한다. 시선을 맞추거나 터치하는 등, 의사소통의 방법을 검토한다.

- 이전부터 사용해 온 익숙한 것을 두거나, 가능한 습관으로 하던 것을 하게 한다.
- 가능한 범위에서 가족이 옆에 있게 한다(가족도 케어의 대상인 점을 잊지 않는다).
- 우리들 케어제공자도 환경의 일부라는 점을 잊지 않는다.

5) 생활리듬을 조정한다.

❶ 활동과 휴식의 균형을 고려한다(몸의 상태가 나쁠 때는 본인의 요구에 따라서 낮의 수면을 우선하는 것도 고려한다).

❷ 야간의 수면을 방해하지 않는다(간호처치의 타이밍, 환경의 조정).

❸ 수면제의 사용을 의사와 조정한다.

❹ 긴장을 완화시키는 케어를 도입한다(마사지, 터칭, 생각이나 감정의 표출과 촉진, 경청·지지적 관계 등).

❺ 낮에는 회복과정에 맞춘 적당한 운동·활동을 항상 유의한다(ROM훈련, 이상(離床), 산책, 일상생활동작의 자립).

9. 불면의 평가

---

① 수면·각성패턴의 파악 (생활리듬표를 3일정도 기입)

● 식사나 배설, 재활치료, 약물 복용 시간, 신체증상이나 인지장애의 심리행동증상(BPSD)의 출현시간도 기재

② 수면·각성패턴의 분석

● 하루의 취침시간, 그 중 실제로 몇 시간 자고 있는지, 주야가 바뀌지 않았는지, 잘 자는 수면시간은 어느 정도인지 분석
● 야간의 각성횟수, 각성시간, 다시 잠들기까지의 시간, 입면시각이 일정한지 분석
● 낮에 활동할 때 졸지는 않는지 등

③ 수면·각성패턴에 영향을 미치는 요인의 분석

● 수면전의 기분(불안, 걱정, 소심, 허전함, 주위의 어수선함이나 시끄러움 등)
● 수면곤란 및 야간의 수면중단의 이유
  · 가려움증이나 통증, 호흡장애 등의 신체증상의 유무, 요의나 변의 등
  · 링거줄이나 심전도모니터 등에 의한 불쾌감
  · 환경(소리, 밝기, 실온, 습도 등)
  · 약제의 영향
● 하루주기 리듬의 변화
  · 규칙적인 식사시간
  · 재활치료 등의 활동
  · 셀프케어능력의 발휘
  · 고조도의 조명
  · 취침시간
  · 야간의 처치나 배설케어시에 부주의하여 고조도의 빛을 쏘이지 않나
  · 자극이 강한 사건의 유무

荻野折悅子·저·繁田雅弘·편 : (Ⅱ) 인지장애인 사람의 일상생활의 이해와 케어 인지장애인 사람의 일상생활에서의 어려움과 케어의 포인트 ④수면 케어, 59-62, 간호기술, 메디컬프렌드사, 2007을 참고로 작성

색 인

일반병동에서 유용한

치매간호

첫째판 인쇄 2015년 7월 1일
첫째판 발행 2015년 7월 15일

지 은 이 와시미 유키히코(鷲見幸彦)
일 러 스 트 Sugiyama Emiko
옮 긴 이 공순복
감 수 김남초
발 행 인 장주연
출 판 기 획 조은희
내지디자인 심현정
표지디자인 전선아
발 행 처 군자출판사
등록 제4-139호(1991.6.24)
본사 (110-717) 서울시 종로구 창경궁로 117(인의동 112-1) 동원회관 BD 6층
전화 (02)762-9194/9197   팩스 (02)764-0209
홈페이지 | www.koonja.co.kr

HAJIMETE NO NINCHISHO KANGO
© YUKIHIKO WASHIMI 2014
Originally published in Japan in 2014 by X-Knowledge Co., Ltd.
Korean translation rights arranged through A.F.C LITERARY AGENCY. SEOUL

· 파본은 교환하여 드립니다.
· 검인은 저자와 합의 하에 생략합니다.

ISBN 978-89-6278-991-1
정가 12,000원